每天5分钟 远离颈椎病

张昶　胡向林－主编

化学工业出版社

·北京·

内容简介

本书主要介绍了颈椎的基本常识，和颈椎疾病的诱因，以及如何通过自我保健疗法改善颈椎的健康状况。并且详细讲解了颈椎自愈八步操，一步一图，真人示范，简单易学，每天 5 分钟，逐渐缓解颈椎不适，呵护颈椎健康。

本书适合颈椎病患者及其家属和爱好保健养生、注重健康的人群阅读，也可供从事颈椎病诊疗的相关医师参考。

图书在版编目（CIP）数据

每天5分钟，远离颈椎病 / 张昶，胡向林主编. —
北京：化学工业出版社，2021.6
ISBN 978-7-122-39088-2

Ⅰ. ①每… Ⅱ. ①张… ②胡… Ⅲ. ①颈椎-脊椎病
-防治 Ⅳ. ①R681.5

中国版本图书馆CIP数据核字（2021）第083793号

责任编辑：满孝涵　邱飞婵
责任校对：宋　玮　　　　　　　　　　装帧设计：景　宸

出版发行：化学工业出版社（北京市东城区青年湖南街 13 号　邮政编码 100011）
印　　装：北京宝隆世纪印刷有限公司
710mm×1000mm　1/16　印张 10　插 1　字数 130 千字　2022 年 1 月北京第 1 版第 1 次印刷

购书咨询：010-64518888　　　　　　　售后服务：010-64518899
网　　址：http://www.cip.com.cn
凡购买本书，如有缺损质量问题，本社销售中心负责调换。

定　　价：49.80 元　　　　　　　　　　　　　　版权所有　违者必究

编写人员名单

主编

张 昶 胡向林

副主编

徐 耀 吴剑聪 张 怡

编者
（按拼音排序）

陈秀健	董亚威	段莲花	郭佳坤	何亚楠
胡向林	黄丽媛	李建有	李万剑	林志浩
刘凤杰	刘乃刚	吕晓耀	曲利园	容英潮
孙朦朦	谭 程	谭金成	吴剑聪	吴 杰
徐 耀	杨冠男	张 昶	张 怡	

自序

　　时间过得真快。一转眼，从事颈肩腰腿痛的中医诊疗已经十年了。十年来，我诊治了大量的脊柱关节病患者。其中，颈椎病就占了很大的比例，而且发病年龄越来越年轻化。

　　为了让患者更好地了解颈椎病，主动积极地配合医生，共同防治颈肩疾病。2013年，我搜集整理现行的颈椎锻炼方法，结合颈椎的生理特点，编排了八步颈椎操。当时以图片结合文字的形式，对锻炼方法进行了讲解。八步颈椎操一经问世，就受到患者的广泛好评。2017年，我受邀参加北京卫视举办的健康北京科普大赛。在大赛现场，我通过卫视频道向观众朋友展示了颈椎操的锻炼方法。从此，八步颈椎操在颈椎病人群中广泛传播开来。

　　随着手机、电脑等电子产品的普及，长期低头的人群已经不仅限于办公族、医生、教师和司机等特殊人群。颈椎病已不再是中老年人群的特有疾病，青少年的颈椎病发病率明显增加了。相信随着5G和人工智能时代的到来，恐怕罹患颈椎病的人还会增加。

　　因此，认识颈椎、呵护颈椎，就变得非常紧迫了。本书将以图文和视频的形式，教大家学做颈椎操，远离颈肩疾病。本书以通俗易懂的文字和大量图片介绍了颈椎的结构与功能、颈椎病的早期信号、颈椎病的中医治疗方法等。

　　所以，即使得了颈椎病，也并不可怕。只要接受正确规范的治疗，并加强康复锻炼，是一定能够逐渐好转，直至痊愈的。读者朋友们也可通过微信搜索公众号"骨伤疼痛专家张昶博士"，了解更多脊柱关节病的防治办法。

　　最后，对参与编写本书的专家和同事，以及在背后默默付出的家人们，致以衷心的感谢！

张昶

2021年3月

前言

　　近年来，随着智能手机和平板电脑的普及，"低头族"在我们身边随处可见。长期低头导致颈肩负荷显著增大，颈椎间盘加速老化，从而出现各种颈肩问题。颈椎病也越来越年轻化，甚至个别中小学生也出现了严重的颈椎病。因此，重视颈椎健康，刻不容缓！

　　认识颈椎的结构，了解颈椎的功能，呵护颈椎的健康，是我们每一个人的责任。给颈椎必要的防护和关爱，可以延缓颈椎病的发生。早期识别颈椎病的症状，及时就医接受治疗，可以避免病情发展到不得不手术的地步。了解颈椎病的非手术治疗方法，可以避免盲目就医，少走弯路，提高康复治疗的效率。

　　每天花5分钟，做一遍颈椎操，预防颈椎病的发生。这是我们编写本书的初衷和心声。

　　本书介绍的八步颈椎操，以颈椎的生理特点为基础，综合多种颈椎锻炼方法的优点，精心优化编排而成。只要坚持锻炼，活动颈肩关节，就可以放松颈肩肌肉，缓解肌肉疲劳，恢复颈椎的生理曲度，改善颈椎病的症状。八步颈椎操不受时间和场地的限制，值得关注和广泛推广，特别适合于都市白领、医护人员、驾驶员、教师和学生等长期伏案的人群。

　　只有拥有健康的颈椎，才能有生活的高质量和办公的高效率。我们才能放飞梦想，追逐理想。有效防治颈椎病，需要从生活的点滴做起。在行住坐卧中，我们都要注意自己的姿态。办公用的桌椅，甚至睡觉用的枕头等，都需要用心挑选，才能呵护脊柱健康，预防颈椎病。

　　最后，以胡向林主任的打油诗与读者朋友共勉。

　　颈椎结构很复杂，不良习惯易诱发，症状繁多乱如麻，工作生活皆抓瞎。

　　中医疗效像神话，颈椎锻炼效堪夸，闲来无事练两把，神清气爽精神佳。

　　让我们一起学做颈椎操，共同守护颈椎的健康吧！

张昶 胡向林

2021 年 3 月

于北京

目录

第一章

认识颈椎的结构

第一节

颈椎的发育

一 颈椎结构的形成

颈椎位于脊柱的最上段，并与颅骨相连，由七块不规则的椎骨构成。

颈椎的发育始于胚芽期，进入软骨期后形成七个软骨性椎骨。椎体和椎弓的形成较早，棘突、横突、关节突的形成相对滞后。

第 1 周 ~ 第 10 周时，骨化中心首先出现在颈椎，促使软骨向成骨转变。

1 岁时，椎弓的骨化中心在后方融合。

3 岁时，椎体和椎弓完全融合。3岁前，婴儿的颈椎非常脆弱，一旦受损极易导致颈椎畸形。

6 岁时，全脊柱的椎弓和椎体完成融合。颈椎的下一级骨化中心出现在棘突、横突尖和椎体上下缘，直到 25 岁之前才消失。

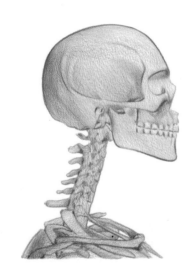

颈椎与头颅的连接

专家提示

在青少年的日常生活和体育锻炼中，家长一定要做好脊柱的防护，避免不良姿势和外伤导致脊柱病变。

二 颈椎曲度的形成

新生儿的脊柱特别柔软，没有固定的弯曲。婴儿时期的抬头和爬行训练，对颈椎生理曲度的形成至关重要。

随着幼儿的发育，颈椎后方的肌群数量和发达程度，显著优于颈椎前方的肌群。由于头颅重力对颈椎的影响，使颈椎形成向前凸的生理弧度。又因为颈椎前方肌群的拮抗牵拉，所以颈椎的曲度被限制在一定范围内。

专家提示

颈椎弓弦效应好比弓箭

颈椎骨性结构如"弓"，后方肌肉群如"弦"。肌肉（弦）紧张收缩，则拉动骨性结构（弓），完成脊柱的屈伸运动。长期不正确的姿势，会增加颈椎的"弓弦效应"，打破正常的力学平衡，从而导致颈椎肌肉和骨性结构病变。

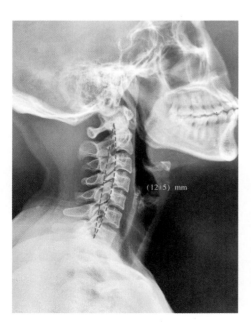

(12±5) mm

颈椎的正常生理曲度

颈椎的生理曲度：

在颈椎X线的侧位片上，沿枢椎（第二颈椎）的齿状突后缘最高点与第七颈椎后下缘作一直线，将颈椎椎体后缘连一弧线。直线与弧线之间最宽处的距离正常值为（12±5）mm。

第二节
颈椎的骨性结构

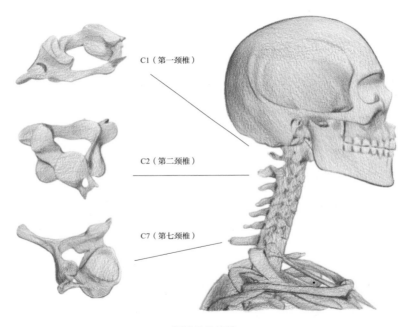

C1（第一颈椎）

C2（第二颈椎）

C7（第七颈椎）

颈椎骨性连接

颈椎由七块椎骨连接而成。颈椎是脊柱中体积最小，但灵活性最大、活动频率最高的脊柱节段。

第一颈椎，又叫寰椎（C1）。它没有椎体和棘突，为一圆环状，由前后弓和侧块组成。寰椎上关节凹与枕骨髁形成寰枕关节，主要执行点头和抬头动作。

第二颈椎，又叫枢椎（C2）。它和一般的颈椎相似，但椎体上方有齿状

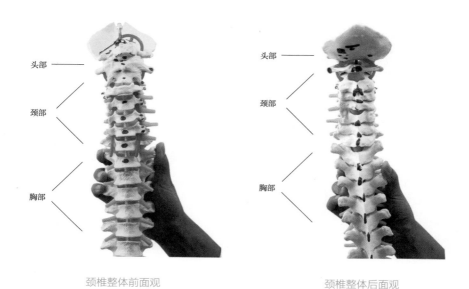

头部

颈部

胸部

头部

颈部

胸部

颈椎整体前面观

颈椎整体后面观

的隆突，称为齿突。寰椎和枢椎构成的寰枢关节，主要执行头颈部的旋转动作。

第三、四、五、六颈椎（C3 ~ C6）是普通颈椎，棘突较短，末端分叉；椎体较小，呈椭圆柱状，上面中央凹陷，边缘翘起，呈圆盘状。椎体上缘的圆盘状的结构，使上位椎体镶嵌于下位椎体的凹陷中，有效增加了相邻颈椎之间的稳定性。

第七颈椎，又叫隆椎（C7）。它是颈椎最下面的一个，它伸向后方的棘突最长，常隆突于皮下，随着颈部转动而活动。隆椎是辨认椎骨序数的标志。

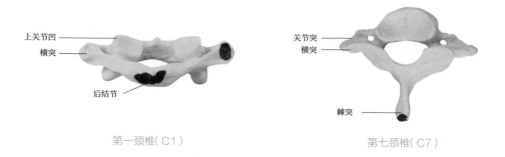

上关节凹

横突

后结节

关节突

横突

棘突

第一颈椎（C1）

第七颈椎（C7）

第三节
颈椎的肌肉

一 颈前肌群

（一）颈阔肌

颈阔肌为一皮肌，薄而宽阔，属于表情肌。

- 起止

起自胸大肌和三角肌表面的深筋膜，肌纤维向内上行，越过锁骨，继续向上，止于口角。

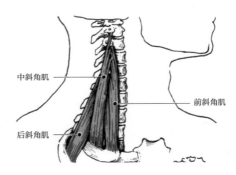

颈椎前、中、后斜角肌示意图

- 功能

肌肉收缩，辅助张嘴。

（二）斜角肌

斜角肌分为前斜角肌、中斜角肌和后斜角肌。

- 起止

它们均起自颈椎的横突，肌纤维斜

专家提示

斜角肌承受很大的张力，却又往往被忽视。长期伏案工作，更容易造成斜角肌的劳损。在颈椎两侧可以摸到条索状肌肉，并伴有明显的压痛。

向外下，分别止于第一和第二肋骨。

• 功能

一侧的斜角肌收缩，使头侧屈、侧旋、前屈，也可上提胸廓。

（三）胸锁乳突肌

• 起止

胸锁乳突肌起于胸骨柄和锁骨内上缘，斜向上止于颅骨的乳突。

• 功能

一侧胸锁乳突肌收缩，头向同侧屈，下颌转向对侧；两侧同时收缩，使头向后仰。

专家提示

大多数头痛的患者，都能在胸锁乳突肌上找到触发点。提示胸锁乳突肌损伤与头痛相关联。

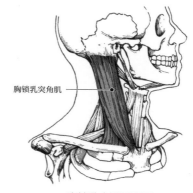

胸锁乳突角肌

胸锁乳突肌示意图

二 颈后肌群

（一）斜方肌

位于项部和背上部皮下，一侧呈三角形，两侧融合呈斜方形。

• 起止

起于上项线内 1/3、枕外隆凸、项韧带、第七颈椎棘突、全部胸椎棘突及棘上韧带。

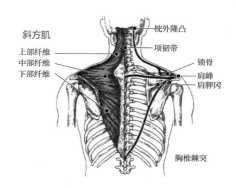

斜方肌
上部纤维
中部纤维
下部纤维
枕外隆凸
项韧带
锁骨
肩峰
肩胛冈
胸椎棘突

斜方肌示意图

上部纤维止于锁骨外侧端 1/3。中部纤维止于肩峰和肩胛冈上缘外侧。下部纤维止于肩胛冈上缘。

• 功能

近固定时，脊柱侧肌肉固定。

（1）上部肌肉收缩，肩胛骨上提、上回旋、后缩。

（2）中部肌肉收缩，肩胛骨后缩。

（3）下部肌肉收缩，肩胛骨下降、上回旋。

远固定时，肩胛骨侧肌肉固定。

（1）一侧肌肉收缩，使头向同侧屈和对侧旋转。

（2）两侧同时收缩，使头后仰和使脊柱伸直。

专家提示

在少儿时期锻炼发展斜方肌，可有效预防驼背。

（二）半棘肌

颈部的半棘肌，分为头半棘肌和颈半棘肌。

• 起止

（1）头半棘肌

依次起于第六胸椎～第一胸椎和第七颈椎的横突，以及第六颈椎～第四颈椎的关节突，向上止于枕骨的上项线和下项线之间。

（2）颈半棘肌

依次起于第六胸椎～第一胸椎的横突，向上止于第五颈椎～第二颈椎的棘突。

专家提示

长期伏案工作者的半棘肌通常处于紧张状态，是颈椎后方僵硬酸痛的常见原因。

• 功能

半棘肌收缩，可以伸展头部，侧屈颈部。当前倾时，支撑头部，使头向对侧旋转。

（三）肩胛提肌

• 起止

起自上四节颈椎的横突，肌纤维斜向后下稍外方，止于肩胛骨内上角和肩胛骨脊柱缘的上部。

• 功能

颈部起点固定时，肌肉收缩，上提肩胛骨，并使肩胛骨下回旋。

肩胛骨止点固定时，肌肉收缩，颈椎侧屈、后旋。

专家提示

长期伏案耸肩，肩胛提肌将过分紧张，引起肩颈疼痛不适。办公时，保持良好的坐姿，并自然放松肩膀，有利于缓解肩胛提肌疲劳。

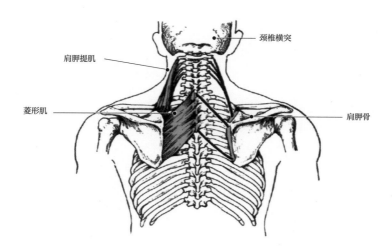

肩胛提肌示意图

第四节

颈部的主要神经

颈神经，共有八对，从椎间孔发出。

第一颈神经～第七颈神经，分别从第一颈椎～第七颈椎椎体上方发出。第八颈神经，从第一胸椎椎体上方发出。

第一颈神经～第四颈神经的前支，组成颈丛，支配颈部肌肉和膈肌，并传递颈部、枕部、面部的感觉。第一颈神经～第四颈神经的后支形成颈后丛。

第五颈神经～第一胸神经的前支，组成臂丛，支配肩关节、胸肌及上肢的肌肉。

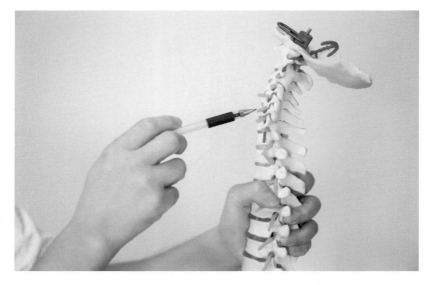

颈神经从椎间孔发出

一　颈神经后支

（一）枕下神经

第一颈神经的后支。仅含运动纤维，分布于枕骨与寰椎之间，支配椎枕肌。

（二）枕大神经

第二颈神经的后支。为颈神经后支中最粗大者，支配枕项部皮肤及枕部肌肉。

（三）枕小神经

颈丛的皮支之一，由第二颈神经和第三颈神经构成。分布于枕部和耳背上1/3 的皮肤。

（四）第三枕神经

第三颈神经的后支。出骨纤维管后，穿过头下斜肌纤维至第二颈椎的椎板处，支配枕后隆突邻近的皮肤和肌肉。

（五）耳大神经

起于第二颈神经和第三颈神经。为颈丛皮支中最大的分支。

专家提示

椎枕肌损伤，常见后脑勺发紧，脑袋不清醒，记忆力下降，甚至头晕、耳鸣等。

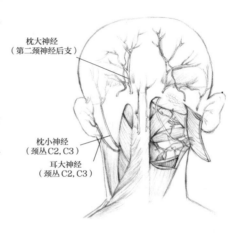

枕大神经
（第二颈神经后支）

枕小神经
（颈丛C2, C3）

耳大神经
（颈丛C2, C3）

枕大神经、枕小神经、耳大神经示意图

专家提示

颈椎小关节病变，或枕大神经穿越肌筋膜处出现增生粘连，均可导致枕大神经痛，出现后脑、半侧头部及前额疼痛。

二 颈神经前支

（一）颈丛

第一颈神经～第四颈神经的前支，分为深支和浅支，从胸锁乳突肌深面穿出。

浅支是负责感觉的皮神经，深支为肌支，最重要的肌支是膈神经。膈神经的运动纤维支配膈肌，感觉纤维分布到胸膜、心包和膈下的部分腹膜。右侧膈神经的感觉纤维还分布到肝和胆囊表面的腹膜等处。

（二）臂丛

臂丛神经由第五颈神经～第八颈神经的前支和第一胸神经前支的大部分组成。

在锁骨平面以上，上述神经相互连接，组成上干、中干、下干。

第五颈神经、第六颈神经根组成上干。

第七颈神经根组成中干。

第八颈神经和第一胸神经根组成下干。

专家提示

膈神经失去功能将导致呼吸困难。部分膈肌痉挛可以通过颈椎治疗。

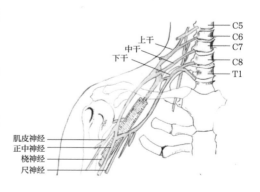

臂丛神经走行示意图

（三）颈部交感神经

颈部的交感神经节通常有 3 对。这些神经发出的分支不仅分布于头面、颈枕部，更下到胸腹腔，单独或者和副交感神经构成了交感神经丛，直接或间接地控制着脏器的生理功能。

（1）颈上神经节

颈上神经节是颈交感干上最大的神经节，呈梭形或长扁圆形，位于第二、第三颈椎横突的水平。

颈上神经节发出的节后纤维主要进入三个颈椎，并发出多个小分支——颈内动脉神经、颈内静脉神经、颈外动脉神经、心上神经及咽喉支等。

（2）颈中神经节

颈中神经节是三个颈交感神经节中最小的一个，部分人可能缺如。位于颈总动脉和甲状腺下动脉之间，约平第六颈椎。

（3）颈下神经节

颈下神经节在第七颈椎横突与第一肋骨之间，位于椎动脉的后侧。

颈下神经节与胸一神经节共同组成较大的星状神经节。

其节后神经纤维分布至第六颈神经～第八颈神经的灰交通支、椎动脉丛、锁骨下丛和心下神经。椎动脉丛支配同侧颈段、颅内段的椎动脉，并与颈上神经共同支配基底动脉。

专家提示

颈部交感神经分布广泛，并与头面、颈部、心脏等诸多脏器有联系。当颈部外伤或患有颈椎病时，刺激颈部交感神经，可以引起非常复杂的临床症状。

第五节

颈部的主要血管

一 动脉

　　颈总动脉和椎动脉，是经过颈部的重要血管。椎动脉穿过颈椎的横突孔，与颈椎的关系尤其密切。

　　颈总动脉，位置表浅，可以轻易触摸到。当头面部大出血时，在胸锁乳突肌前缘，平环状软骨弓的侧方，将动脉压向后方的第六颈椎横突上，可止血急救。

　　颈总动脉分为颈内动脉和颈外动脉。颈内动脉专为大脑供血，颅外段无分支。颈外动脉为头面部组织器官供血，分出甲状腺上动脉、舌动脉、面动脉等。

　　椎动脉，向上依次穿过第六颈椎～第一颈椎的横突孔，经枕骨大孔进入颅内，主要为小脑和脊髓供血。

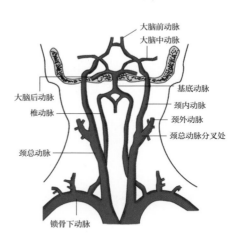

颈动脉与椎动脉走行示意图

二 静脉

　　头颈部的静脉大多汇入颈内静脉。它们在颈部和颈内动脉、颈总动脉伴行。

第二章

了解颈椎的功能

第一节

颈椎与头颅的关系

颈椎与头颅的运动，关系十分密切，颈椎还为头颅提供必要的保护。

约 60% 的头颅旋转功能，是由寰椎和枢椎（第一和第二颈椎）提供的。头颅的屈伸和侧屈功能，也是在颈椎的共同配合下完成的。

当头直立时，头颅重力对颈椎有垂直向下的压力；当头前倾时，头颅重力对颈椎产生牵拉力。

因此，颈椎连接所形成的 C 形生理曲度，有利于缓冲来自运动过程中的各种冲击力。当头颅受到外力撞击时，通过寰枕关节和颈椎，把力量部分传递出去，从而保护大脑不受伤害。

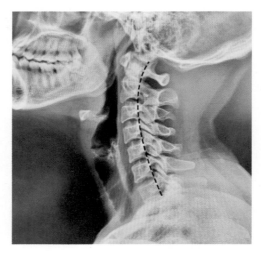

颈椎的 C 形生理曲度

第二节

颈椎的屈伸与旋转

前面介绍了颈椎的结构。颈椎的相关肌肉收缩，颈椎骨性结构产生运动，才能完成低头、抬头、偏头和转头等动作。

Q：颈椎的运动形式有哪些？

颈椎能完成三个轴向的运动。

在额状轴上的屈伸运动——低头抬头。

在矢状轴上的侧屈运动——左右偏头。

在垂直轴上的旋转运动——左右转头。

Q：颈椎的活动范围有多大？

在全段脊柱中，颈椎的活动范围最大。

颈椎前屈和后伸的最大角度为 35°～45°。

颈椎左右旋转的最大角度为 60°～80°。

颈椎左右侧屈的最大角度为 45°。

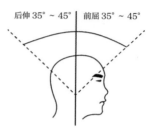

颈椎前屈和后伸的角度

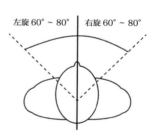

颈椎左右旋转的角度

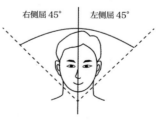

颈椎左右侧屈的角度

颈椎的运动特点

颈椎的运动特点主要有两个。

（一）上颈椎以旋转为主

上颈椎，指的是由枕骨、寰椎（第一颈椎）和枢椎（第二颈椎）共同构成的枕－寰－枢复合体。它们构成了中枢骨骼系统中最复杂的关节。

寰枕关节主要完成点头运动。屈伸角度为 15° ～ 20°，侧屈角度约 10°。

寰枢关节是旋转最灵活的关节。旋转角度约 50°，屈伸角度约 10°，侧屈角度约 5°。

通常来说，在我们谈话或咀嚼过程中，寰枢关节都是运动的。

> **专家提示**
>
> C5/6 关节突关节，拥有最大的屈伸运动能力。C4/5 和 C6/7 关节突关节的屈伸能力相近。正因为如此，这些节段最容易出现增生退变，导致颈椎屈伸受限。

（二）下颈椎以屈伸为主

颈椎的上关节突面向上、向后、向内，下关节突面向下、向前、向外。这样的结构有利于颈椎屈伸，并增加颈椎侧方的稳定。正常休息状态下的颈椎是轻度后伸的。

关节突关节属于滑膜关节，其运动主要依靠滑动。通过关节突关节囊的松弛，使其能充分地活动。

颈椎的屈伸活动主要由下颈椎的 C4 ～ C7 颈椎提供。

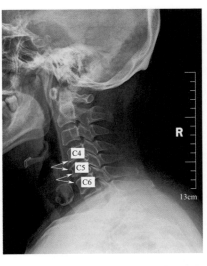

一例下颈段 C4/5、C5/6 椎间隙狭窄的患者

第三节
颈椎与上肢的关系

颈椎与上肢的关系，是极其密切的。

一 颈神经支配上肢的运动

根据神经支配的规律，上肢运动的信号来源于颈部的臂丛神经。全身运动控制的高级中枢，则是我们的大脑。

下面给大家介绍上肢主要肌肉的功能和它的神经支配。

• 三角肌

负责外展上肢。神经支配是腋神经，来源于 C5 和 C6 颈神经。

• 肱二头肌

负责屈肘关节和前臂旋前。神经支配是肌皮神经，来源于 C5 ~ C7 颈神经。

• 肱三头肌

负责上肢的伸肘功能。神经支配是桡神经，来源于 C6 ~ C8 颈神经。

桡神经支配上肢多组肌肉。除支配肱三头肌外，还支配肱桡肌、指伸总肌、拇伸长肌、拇伸短肌。

• 手部肌肉

手指深屈肌和浅屈肌由正中神经支配，来源于 C7 ~ C8 颈神经和 T1 胸神经。

所以，从神经与肌肉的角度看，上肢的运动受颈部相应节段神经的支配。了解上述生理知识，就能理解颈椎病变压迫刺激神经后，为什么就会出现上肢疼痛麻木和无力。

详细的症状分析，在"第四章——识别颈椎的求救信号"里面还有更丰富的介绍。

二 颈神经传递上肢的感觉

颈神经负责传递上肢的一般感觉和深感觉给大脑。

一般感觉，指皮肤的痛觉、温度觉和触觉。深感觉，指肌肉、肌腱和关节的位置觉和震动觉。

C5 ~ T1 脊神经的前支构成了臂丛，支配肩关节及上肢的肌肉，并传递来自上肢的感觉。臂丛神经一旦受到颈椎病变的刺激，就会出现上肢疼痛麻木和无力。

下表列举了颈椎不同节段的神经病变导致异常感觉的分布规律。

专家提示

上臂是从肩到肘的部分，前臂是从肘到腕的部分。

颈神经病变的异常感觉分布

神经根	颈椎节段	神经根受到刺激的症状
C5	C4 ~ C5	疼痛经肩部，放射至上臂外侧
C6	C5 ~ C6	颈肩部、肩胛骨内缘、前胸部及上臂外侧疼痛、麻木，并放射到前臂桡侧和拇指
C7	C6 ~ C7	疼痛沿颈肩上臂放射至前臂背侧，并放射至食指、中指及环指
C8	C7 ~ T1	颈肩部、肩胛骨内下缘疼痛、麻木，并沿上臂内侧和前臂尺侧放射至无名指和小指。可存在手的精细活动障碍

　　下图呈现了颈椎不同神经病变的感觉异常的区域。

专家提示

　　如果在上图所示的区域出现了疼痛或麻木，提示支配该区域的神经出现损伤。在相应的颈椎节段按压触诊，往往会出现疼痛或麻木加重的现象。

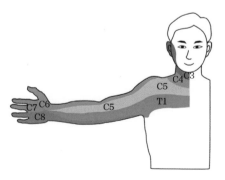

上肢皮肤感觉的神经分布区域（前面观）

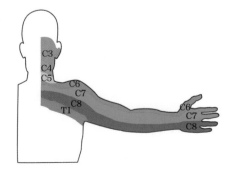

上肢皮肤感觉的神经分布区域（后面观）

三 判断颈神经根损伤的检查

主要通过压顶试验和臂丛神经牵拉试验，来判断神经根是否受到压迫。

（一）压顶试验

压顶试验，又名椎间孔挤压试验。

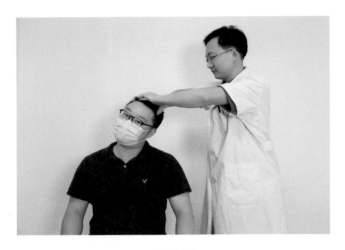

压顶试验

- 方法

患者将头向患侧侧屈。检查者右手掌心朝下，平放于患者头顶。左手叠加于右手掌上，向下用力，使力量沿颈椎向下传导。

- 原理

该检查使颈椎患侧的椎间孔进一步缩小，加重对病变神经根的挤压，诱发或加重患侧上肢放射性疼痛或麻木。

- 意义

出现上肢放射性疼痛或麻木者，即为阳性。

（二）臂丛神经牵拉试验

臂丛神经牵拉试验，又名 Eaten 试验。

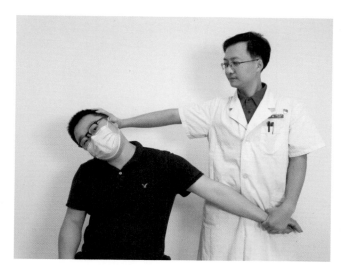

臂丛神经牵拉试验

- 方法

医生一手扶患侧头颈部，一手握患侧手腕，两手向相反方向用力推拉。

- 原理

本试验使患侧的臂丛神经被动牵拉紧张，进一步加重对神经的刺激，诱发或加重患侧上肢放射性疼痛或麻木。

- 意义

出现上肢放射性疼痛或麻木者，即为阳性。

第四节

颈椎与头面五官的关系

我们发现，针灸或针刀颈部的特定部位，能治疗不少五官科疾病，比如假性近视、慢性鼻炎、慢性咽炎、耳鸣、耳聋和梅尼埃病等。

眼、耳、鼻的体积不大，但是构造精巧，功能十分重要。耳朵听声，眼睛辨色，鼻能嗅气。它们分别形成听觉、视觉和嗅觉，并传递给大脑皮质中枢。这些小器官工作时耗氧量很大，对局部微循环的缺血、缺氧非常敏感。

一 颈椎是联系五官的基础

（一）颈椎影响颅内的供血

脑的血液供应，主要来自颈内动脉系统和椎－基底动脉系统。

颈内动脉不会被颈椎直接压迫。但是，颈内动脉血管壁上的交感神经，容易受到颈椎病的刺激，出现异常兴奋，导致颈动脉痉挛，继而出现脑循环障碍。

> **你知道吗？**
>
> 脑的重量占全身 2% ~ 3%，脑的供血却占全身 15% ~ 20%。只有在脑供血充沛的前提下，五官的血液供应才能充沛。

基底动脉发源于椎动脉。椎动脉从下往上，依次通过第六颈椎~第一颈椎的横突孔后，才能进入枕骨大孔内，为颅内组织供血。

　　由颈椎横突孔构成的骨性管道，常因颈椎错位和骨质增生，变得狭窄和扭曲，从而牵拉刺激椎动脉，导致椎－基底动脉系统的循环障碍。

（二）颈交感神经调节五官功能

　　支配头面五官的交感神经，主要源于颈椎椎体前方的颈上神经节。颈椎病一旦刺激到椎体前方的交感神经节，即可出现头面五官的功能异常。

　　内脏神经，主要分为交感神经和副交感神经，它们密切配合，共同调节内脏器官的功能。

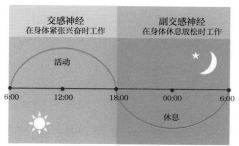

交感神经和副交感神经的"工作时间"

　　颈交感神经节的节前纤维，来自胸一～胸四脊神经的白交通支。节后纤维组成灰交通支，与所有的颈脊神经相连，并有吻合支与脑神经相连。

　　颈交感神经节的节后纤维，一部分随颈神经和脊神经分布到头面部、咽部、颈部、上肢和心脏，支配上述部位的血管、腺体和竖毛肌等；一部分随脊神经的脊膜支（窦椎神经）进入椎管内，分布到椎管内和脊髓被膜血管。

专家提示

　　紧张焦虑，使交感神经处于优势，造成血液循环不畅，出现便秘或怕冷、慢性酸痛等症状，同时也导致免疫力下降。

　　舒缓放松，使副交感神经处于优势，就能与交感神经达成平衡。血液循环与消化功能就能好转，同时免疫力也会提升。

二 颈椎与眼

　　眼球的供血，主要来源于颈内动脉系统分出的眼动脉。

支配眼球的交感神经，主要来自三叉神经眼支的睫状神经。睫状神经节前纤维的交感根，来自颈内动脉四周的交感神经丛。

三 颈椎与耳

内耳主要由基底动脉的内听动脉供血，少部分由耳后动脉的茎乳支供应。

内耳的神经主要是位听神经。其中枢从脑桥下部发出。当脑桥供血障碍时，位听神经功能紊乱，出现耳-前庭相关功能障碍，如眩晕、耳鸣、耳聋、眼震等。

四 颈椎与鼻

传递鼻黏膜感觉的神经纤维，来自三叉神经的上颌神经的分支。

支配鼻黏膜和腺体分泌的副交感神经，来自面神经的岩大神经。其在翼腭神经节内换元后，分布于鼻腭部的黏膜。

支配鼻腭部的交感神经，源于颈上神经节的交感纤维。其经翼腭神经节，但不换元，分布于鼻腭部的黏膜。

你知道吗？

多数颈椎病患者，在治疗颈椎后，会诉说有"眼睛发亮"的感觉。究其原因，就是通过治疗颈椎，解除或减轻了对颈椎前方交感神经的异常刺激，从而改善了眼的血液供应。

你知道吗？

颈椎病变一旦刺激椎动脉，就可能导致椎-基底动脉功能障碍，从而出现耳鸣、耳聋，以及眩晕等表现。

专家提示

五官科疾病反复发作时，不妨检查下颈椎。排除是否存在颈椎病刺激颈部交感神经，或刺激椎动脉影响供血的情形。

颈椎与内脏健康的关系

颈椎与内脏的关系，主要是以交感神经系统为纽带的。由于交感神经广泛分布在器官组织中，参与调节脏器的功能状态。一旦颈椎病刺激到颈部交感神经，就容易出现全身多个系统的功能异常。

因此，有学者指出，"颈椎是万病之源。"

一 颈椎与内脏联系的基础

（一）颈椎是交通上下气血的通道

在人体的经脉系统中，所有的阳经皆通过颈项部。颈椎病变导致颈部经络堵塞，气血不畅，升降失常，进而影响五脏六腑的生理功能。

（二）颈椎病变刺激颈部交感神经

颈部交感神经分布到头面部、咽部、颈部、上肢和心脏。

颈内动脉周围的交感神经，伴随动脉的分支，分布到眼眶，支配扩瞳肌和上睑的平滑肌。椎动脉周围的交感神经，颅外段随动脉分支进入椎管内，分布到脊膜和脊髓；颅内段随迷路动脉，分布到内耳。

颈交感神经受到不良刺激时，就会出现视物模糊、耳鸣和平衡失调等症状。

（三）椎动脉供血影响交感神经的低级与高级中枢

脊髓的供血，主要来自椎动脉。椎动脉循环障碍，将导致脊髓缺血、交感神经系统低级中枢血液循环障碍、相应内脏器官功能障碍，甚至出现器质性病变。

大脑的供血，约 40% 来源于椎动脉。椎动脉循环障碍，还将影响交感神经系统高级中枢的血液循环，出现高级中枢功能障碍。

（四）颈椎通过筋膜与内脏联系

从筋膜的角度出发，颈椎与内脏系统经筋相连。人体的后表线、前表线、前深线与螺旋线，把颈椎与内脏筋膜紧密地联系起来。

二 颈椎与心血管系统

心脏功能由交感神经和副交感神经共同支配。

支配心脏的交感神经，一部分来自颈交感神经节发出的神经纤维，加

你知道吗？

交感神经系统，是人体内脏的重要信息调节通路。交感神经系统的高级中枢在大脑，低级中枢在胸一至腰三脊髓段。

你知道吗？

颈椎病影响心血管系统，将出现胸闷、胸痛，甚至心律失常等。

病变在第一～第三颈椎，多表现为心动过速。病变在第四～第六颈椎，多表现为心动过缓。病变在第七颈椎，则可能引起心房颤动。

入心脏神经丛后，分布在心脏大血管和主动脉弓周围，支配冠状动脉的舒缩功能。

延髓发出的心脏副交感神经，也会与部分交感神经吻合，到达心脏神经丛后，分行于心脏。

三 颈椎与消化系统

交感神经对胃肠运动具有抑制作用，即降低胃肠平滑肌的紧张性及胃肠蠕动的频率，并减弱其蠕动的力量，表现为胃脘胀满、食欲不振。

膈神经是颈丛的分支，从颈椎两侧软组织内下行，支配膈肌的运动。膈神经受到激惹，会引起膈肌痉挛，表现为呃逆。

> **你知道吗？**
>
> 颈椎病影响消化系统，将出现胃胀、腹胀、呃逆、泛酸、嗳气、便秘或腹泻等。

四 颈椎与呼吸系统

一方面，肺和气管的运动、腺体的分泌，受迷走神经和交感神经共同支配。颈椎病变使神经受到激惹或者卡压，会引起腺体分泌增加、气管及支气管排痰无力，出现咳嗽、气短。

另一方面，颈椎周围肌肉参与呼吸运动，如胸锁乳突肌和斜角肌等。当这些肌肉受损时，会影响呼吸运动。

因此，颈椎病影响呼吸系统，可以出现胸闷、咳嗽、气短等。

五　颈椎与内分泌系统

颈椎病影响内分泌系统，出现血糖和血脂代谢异常。

其病变机制与肾上腺素和去甲肾上腺素的作用有关。

肾上腺髓质受交感神经节前纤维支配。交感神经兴奋时，肾上腺素与去甲肾上腺素的分泌增加。交感神经系统功能障碍，致使糖原合成转化障碍，出现血糖和血脂代谢异常。

六　颈椎与泌尿生殖系统

颈椎病影响泌尿生殖系统，出现泌尿和生殖功能的异常。

其发病机制同样与交感神经有关。

交感神经兴奋能抑制排尿。交感神经抑制膀胱壁逼尿肌的活动，促进内括约肌的收缩，导致尿液储存在膀胱。

对女性而言，交感神经能促进妊娠子宫的收缩，使未孕的子宫舒张。

对男性而言，交感神经能促进男性精囊腺和射精管平滑肌收缩，从而引起射精动作。

由此可见，颈椎与头面五官和内脏系统的健康密切相关。我们要重视颈椎的健康，才能为内脏的健康提供保障。

第三章
远离危害颈椎的因素

第一节

不良的日常姿势和习惯

不良姿势和不良习惯，就好比颈椎病的元凶。它们逐渐造成颈肩痛，进而发展成为颈椎病。它们就隐藏在我们的身边！识别并远离这些不良习惯，切莫等颈椎出了问题才追悔莫及。

一 长时间低头

为什么长时间低头会诱发颈椎病呢？

正常颈椎有一个 C 形的生理前曲，有利于头颈部承重，并缓解对脑的震荡。低头伏案工作时，颈后肌群持续收缩，才能对抗头前倾所产生的力。头越是前倾，颈后肌群越需要用力收缩，方可维持头前倾的姿势。

这个工作原理，就好像工地上的吊车一般。吊车力臂越倾斜，吊车后方的牵引力负担就越大。

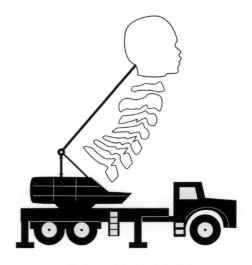

颈椎后方肌肉好比吊车的缆绳

　　长时间低头，颈后肌群持续疲劳，可出现炎性渗出、粘连和肌肉挛缩，触摸肌肉时能发现硬结和压痛。日久则肌肉弹性和张力下降，一旦低头则易诱发颈肩背酸痛。颈后肌群的劳损改变，在斜方肌、肩胛提肌、颈半棘肌、头半棘肌尤为明显。在患者肩背和颈后部，能摸到明显的硬结和条索，并伴有疼痛不适感。

　　如果，进一步持续低头，在头颅的重力作用下，颈椎曲度将被过度反向牵拉，从而导致"颈椎变直"，甚至"颈椎反弓"。

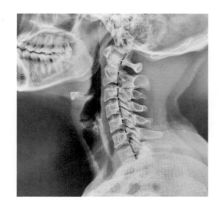

颈椎曲度正常

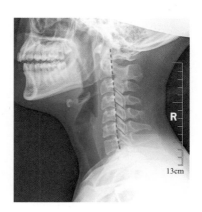

颈椎曲度变直

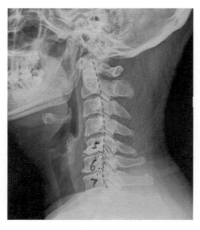

颈椎曲度变直

专家提示

　　对于IT行业从业者、"程序猿"和办公室人员而言，不得不整天埋头工作，这是颈椎病年轻化的重要原因。减少低头的时间，每坐一个小时，做一遍颈椎操，或做几个拉伸动作，是预防颈椎病的重要法宝。

二 蜷缩而坐

不少人使用手机或 iPad 的时候，喜欢蜷缩着身姿，眼睛盯住屏幕，一动不动好几个小时。在乘车、乘机旅途中，或在家休息的时候，这种现象比比皆是。

这种蜷缩的姿势，使脊柱过度前倾，会增加脊柱负担，不仅会诱发颈椎病，对胸椎和腰骶部都是相当不利的。大家应避免坐软沙发，以保持坐姿挺直。有条件的情况下，最好平躺以缓解颈部的疲劳。

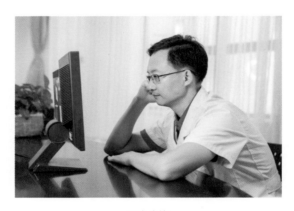

不良坐姿

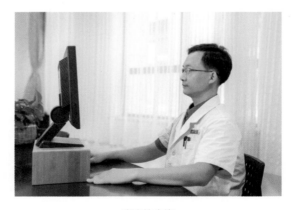

建议的坐姿

三 不良驾驶习惯

俗话说，"十个老司机，九个颈椎病"。

颈椎病在司机群体中的发病率是很高的。错误的驾驶习惯，是司机人群颈椎病高发的重要原因。

（一）不良驾姿

驾驶员驾驶时的姿态，直接影响脊柱的负荷状态。

驾车者往往会处于身体前倾的姿势。尤其是新手上路，精神处于紧张状态，上半身更易前倾。

此外，座椅调得过高，导致驾车者头部前探，增加颈椎的负荷。这样的驾驶姿势，就好比长期伏案工作，使颈后肌群长期处于紧张状态。

（二）猛起步与急刹车

在城市道路中，由于交通信号灯和交通拥堵，驾驶员需要适时地起步和刹车。由于惯性的原因，猛加速起步，或猛刹车减速，驾驶员的颈椎将发生与加速度或减速度方向相反的甩动。颈椎的这种异常甩动，如同"挥鞭样"动作，最易造成颈椎的损伤。

对脊髓型颈椎病患者而言，"挥鞭样"损伤尤其危险，严重者将导致瘫痪。颈椎患者驾驶汽车过程中，切忌猛起步和急刹车。

第二节
不良的生活习惯

一 枕头不合适

枕头，是一个容易被忽视的，却能导致颈椎病的日用品。

人一生中 1/3 的时间都是在床上度过的。枕头不仅是睡觉时的辅助工具，更是我们最密切的伙伴。一旦选择不妥或使用不当，易形成畸形睡姿，从而危害颈椎的健康。枕头过低、过高、位置不当、软硬不当都对颈椎不利。

（一）枕头过低

过低的枕头，会使颈部处于悬空状态，颈部肌肉不能完全放松。起床时，肩膀酸痛，甚至引起头晕、耳鸣等症状。长期不使用枕头，一侧颈部韧带、肌肉长时间被牵拉绷紧，会加速颈肩肌肉的劳损。

（二）枕头过高

人们常说"高枕无忧"。

事实上，高枕不仅难以"无忧"，而且会导致颈椎病。

长期高枕仰卧，颈部处于屈曲位，颈椎会变直或反弓，椎间盘容易向后突出。高枕侧卧，会导致颈部侧倾，韧带、关节受到牵拉，日久出现侧弯。

（三）枕头位置不当

严格而言，"枕头"应该叫"枕脖"。枕头放置的正确位置应当是脖子后面。

以颈部为支点，可以使颈椎处于轻度后仰位。有利于颈后部肌肉、韧带的放松，从而消除疲劳。如果将枕头置于后头部，使睡觉时头部仍然很高的话，就和白天伏案的姿势类似了。

（四）枕头软硬不当

过硬的枕头，会挤压头皮，不利于睡眠；过软的枕头，无法对颈椎形成支撑，使颈椎处于悬空状态，导致起床后脖子酸痛。所以，枕头的质地要软硬适中。中国传统的荞麦皮枕头，就是一个不错的选择。

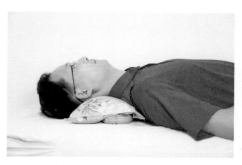

高低适宜的枕头应置于颈后部

二 过度使用冷气

在夏天，使用空调降温，是最常见不过的了。然而，长时间使用空调冷气，却是对身体健康不利的。

长期在空调冷气房间，皮肤的排汗功能被抑制。如果冷气直接吹向后头部和颈肩部，会刺激颈肩肌肉紧张痉挛，导致颈肩背疼痛，诱发或加重颈椎病。对于喜欢冲冷水澡的朋友，过度冲凉的话，寒湿邪气还会通过相关经络穴位入内，导致顽固的慢性疼痛。那些平时怕风怕冷的朋友，夏季尤其需要小心躲避空调冷风。

夏季是上天赐给人类排汗除湿的重要时机。因此，夏季还是"热着过"才好。适度纳凉，保持运动，把握排汗除湿的机会。

第三节
急慢性运动损伤

在各种运动中，潜在危害颈椎健康的不在少数。有些导致急性损伤，有些导致慢性损伤，有些则二者兼有。下面，我们一起了解下容易导致颈椎损伤的运动有哪些吧！

运动损伤的防护办法，详见"第七章——颈椎病的防护之道"。

一 急性损伤

此类运动具有速度快、冲击力大、对抗性强的特点。一旦出现损伤，多数较为严重，甚至可以致命。

导致急性损伤的运动，常见的有哪些呢?

（一）篮球、橄榄球与足球

篮球与橄榄球运动时，持球者容易被对方球员冲撞，使颈椎出现快速甩动，出现颈椎急性损伤。

足球运动时，尤其是以头顶球者，如果颈部力量不足，容易造成韧带、关节囊的损伤。与他人争顶

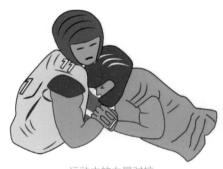

运动中的力量对抗

时，存在较大的力量对抗，力弱或准备不足的一方更容易损伤。

（二）滑雪与滑板

相比较而言，滑雪的速度更快，造成的损伤多于后者，通常也更严重。滑雪时损伤常与高速碰撞有关，滑板时损伤则多与高难度动作失误而从高处跌落相关。

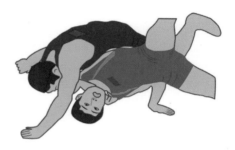

运动中的力量冲击

（三）骑马、摔跤、柔道与武术技击

骑马造成的颈椎损伤，常见于骑手从马的前方跌落，并以头颈部着地，造成颈椎损伤。

摔跤、柔道，常运用抱摔动作，快速迅捷，一气呵成，常使颈部瞬间着地，并造成很大的冲击力，易导致急性损伤。

武术技击中可以出现手、肘、腿击打头颈部的动作，瞬间形成巨大冲击，可使颈椎出现肌肉拉伤、韧带撕裂，甚至骨折脱位等急性损伤。

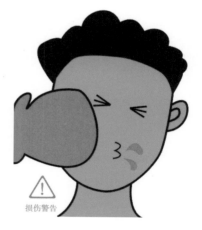

损伤警告

武术技击中的急性损伤

二 慢性损伤

导致慢性损伤的运动，往往需要长时间保持相同姿势，或持续单侧上肢运动，具有静力负荷大的特点。

（一）棋类与电子竞技

这两类体育项目，需要长时间维持低头姿势。低头前倾的坐姿，使颈后肌肉持续被牵拉，而颈前肌肉过度收缩，最终导致前后力量失衡，出现颈部肌肉慢性劳损。

（二）乒乓球、羽毛球、台球、射箭

此类运动属于单侧上肢为主的运动。

上述运动使颈部反复转向一侧，以维持身体姿势与力量的平衡。日久则将造成双侧颈肩背部肌肉力量不均衡，加快颈椎退变，形成慢性损伤。

三 复合损伤

以下这些运动既能导致颈椎急性损伤，还能导致慢性损伤。这些运动大多具有速度快、难度大的特点。普通人参与时，须量力而行，适可而止。

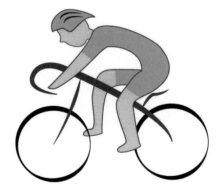

（一）自行车

自行车是最常见的运动之一。

长距离骑行时，骑手需长时间保

自行车赛选手易形成慢性损伤

持弯腰、弓背、抬头的姿势，颈部肌肉持续收缩，很容易造成颈部慢性损伤。

公路自行车的速度较快。一旦出现碰撞事故，则可能造成颈椎的急性损伤。

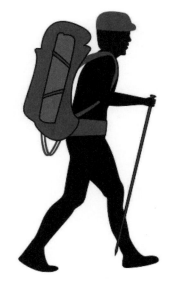

（二）登山

登山是常见又很受欢迎的运动。登山中出现颈椎损伤的情况较少。

慢性颈椎损伤多见于登山爱好者。他们经常背负沉重的登山包爬山，这会给颈肩部肌肉造成巨大负荷，从而导致慢性损伤。

负重登山易形成慢性损伤

专家提示

推荐中老年朋友选择对抗性弱、相对温和的运动项目。比如游泳、跑步，老少咸宜，安全可靠。对于对抗性强、有一定危险性的运动，建议在做好防护的前提下，量力而为。必要时，还应请专业人士指导，避免不必要的伤害。

第四节

外伤性颈椎损伤

颈椎的外伤性损害，主要有交通事故、高处跌落和产伤等。致病因素明确，对身体的伤害发生突然。认识这些外伤因素，并提前做好必要的防护，是非常有意义的。

一 交通事故

交通事故是导致全球人口死亡和伤残的重要原因。

全球每年因交通事故约 126 万人死亡，受伤者多达每年 5000 万人 。我国是交通事故高发的国家，每年死于车祸的实际人数在 10 万人以上，受伤者则多达 30 万人以上。

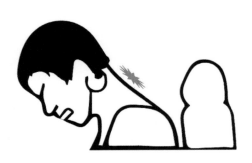

交通事故导致颈椎"挥鞭伤"

专家提醒

驾车或乘车时，必须佩戴安全带，以保障驾乘安全。如果遇上可能导致颈椎损伤的车祸，无论有无颈部的症状，都应及时就医，避免损伤慢性化。

　　汽车追尾或侧面撞击，是交通事故导致颈椎损伤的最常见原因。当被追尾时，乘客颈部瞬间出现剧烈而过度的仰头和低头动作。这种动作类似猛烈地甩鞭子，因此被形象地称为"挥鞭伤"。被侧方撞击时，颈部瞬间出现过度的侧方动作。这两种情况都能导致颈部肌肉、韧带、神经、血管的损伤，严重时甚至出现脊髓损伤导致瘫痪。

二　高处跌落

　　跌落伤常见于高空作业和极限运动者，常导致颈部肌肉韧带拉伤、颈椎脱位，甚至骨折。

　　从高处跌落，若头部先着地，颈椎会瞬间偏转。头前部着地时，颈椎出现瞬间后仰，导致颈前肌肉韧带被牵拉，导致软组织拉伤或撕裂。头后部着地时，则出现颈后肌肉韧带的拉伤或撕裂。如果颈椎受到纵向的冲击，可能导致压缩骨折。

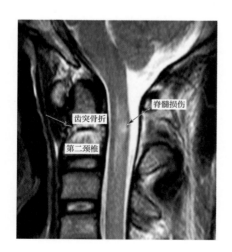

高处跌落导致第二颈椎骨折合并脊髓损伤

专家提醒

　　对于高空作业者，要做好充足防护，提高安全意识。对于极限运动爱好者，采取适当的防护工具，比如佩戴护颈和安全绳索，可以有效减少颈椎外伤损害。

三 颈椎产伤

分娩时出现的胎儿颈椎损伤，常见于助产不当，或异常胎位分娩。

胎儿出生时，多数情况下头先娩出，此后肩部明显变宽，较难娩出。此时，助产士会通过扭动胎儿的颈部帮助其娩出，但也容易导致胎儿颈部肌肉韧带的损伤。

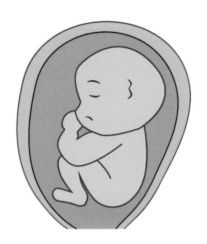

臀位分娩示意图

臀位分娩时，因为胎儿的头围比臀围大，所以当下肢、臀部、躯干娩出后，产道不能得到充分的扩张，便很容易出现头部娩出困难，进而造成颈椎损伤。

如果分娩时损伤胸锁乳突肌，则可能造成斜颈。表现为头部活动受限，头偏向患侧。新生儿无法诉说自己的不适。产伤颈椎损伤很轻时，除了啼哭外，往往没有其他特殊的表现。

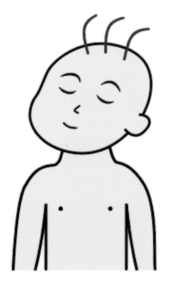

产伤导致斜颈

专家提醒

采取合理的方法可以在一定程度上预防颈椎产伤。比如，改善助产技术、控制胎儿体重、按时产检等，早发现，早纠正。

第四章
识别颈椎的求救信号

第一节

颈肩酸麻痛

颈肩酸麻痛，就好比是颈椎给我们发出的求救信号。大多数人关注颈肩健康，也正是始于颈肩肌肉的僵硬酸痛和上肢出现麻木感。

因此，我们要及时识别颈椎给我们的求救信号。

一 肌肉酸痛

肌肉酸痛，往往是慢性发作，并伴有疲乏感和肌肉的痉挛。一般消失得比较慢，有些需要一周甚至更长时间。

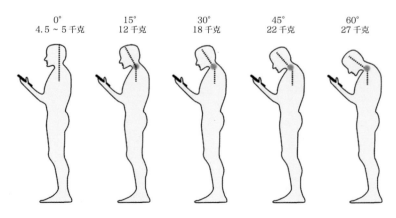

0°	15°	30°	45°	60°
4.5～5千克	12千克	18千克	22千克	27千克

低头角度越大，颈椎负担越重

　　导致肌肉酸痛的原因，归根结底是肌肉负荷过大。随着手机、电脑、平板的普及，身边的"低头族"越来越多。然而，随着低头角度的增加，头颅重心进一步前移，显著增大颈椎承受的压力。

　　一般成年人的头颅约 5 千克。如上图所示，低头达到 60° 时，颈部将承受约 27 kg 的负荷，接近头颅重量的六倍之多。

　　在低头状态下，颈肩部肌肉被持续牵拉，导致肌肉痉挛、肌纤维断裂、结缔组织增生。久而久之，受伤的组织发生粘连、瘢痕，甚至变性坏死。这些病理产物牵拉刺激感觉神经末梢，从而形成肌肉酸痛感。

二 肌肉僵硬

　　肌肉僵硬是怎么造成的呢？

　　我们知道肌肉是有一定耐力的，也就是说肌肉有一定的抗疲劳能力。长期维持某个固定的姿势工作，相关肌肉持续收缩，得不到必要的放松，从而形成肌肉劳损，导致局部肌肉肿胀僵硬。

> **专家提示**
>
> 　　肌肉就好比橡皮筋。一个崭新的橡皮筋，具有良好的伸缩性。一个长期被过度牵拉的橡皮筋，则会提前老化，丧失伸缩性，严重者就会被撕裂。

　　僵硬的肌肉不仅阻碍颈椎活动，也把异常的力量传递给颈椎小关节，致使其增生钙化，导致小关节僵硬。僵硬的颈椎小关节，又反过来加重颈椎肌肉的僵硬。二者互为因果，导致颈椎病患者肌肉和骨骼同时病变。

三 上肢麻木

　　除肌肉酸痛和僵硬外，上肢麻木也是颈椎给我们的求救信号。

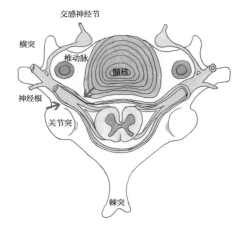

上肢麻木发病机制示意图

椎间盘向侧后方突出，导致上肢无力；关节突骨刺向前方刺激，导致上肢麻木。

　　颈神经通过前根和后根与脊髓相连。前根控制运动，后根传递感觉。二者在椎间孔处合成一条脊神经干。颈神经共有八对。这些神经从脊髓的相应节段分出后，又分出数支，彼此相互联系，然后分布于颈肩及上肢的相应部位。

　　当颈椎退变，周围组织增生变性压迫颈神经根时，即可产生与受累神经相一致的症状。如压迫到管运动的前根，就会出现肌肉萎缩，肌肉力量下降；如压迫到管感觉的后根，就会出现感觉障碍，如麻木、放电感。

　　上肢不同部位的麻木感，提示颈椎的病变位置是不同的。医生可以通过患者描述的不同位置的麻木，判断是哪些神经根受到了刺激。

　　那么，问题又来了。出现上肢酸麻痛，就都是颈椎病吗？答案是否定的。

　　神经损伤分为根性、干性和丛性三大类。虽然三者有相似的症状，但是病理机制不同，临床症状特点也不完全相同。

　　根性损伤，多由于颈脊神经根受累，是颈椎病的主要受累部位。

　　干性损伤，多由于周围神经受损，比如桡神经、尺神经等受损。

　　丛性损伤，多见于臂丛神经的损伤。

　　上述问题，需要经专科医师诊疗后才能做出准确判断。

第二节

颈源性眩晕

　　一般认为，眩晕是耳鼻喉科或神经内科的疾病，其实眩晕与颈椎也有着密切的关系。笔者发现，大多数眩晕患者的后枕部，存在剧烈的压痛。用力按压后枕部紧张的肌肉筋膜，还能加重患者眩晕症状。通过放松这些紧张的肌肉和筋膜，眩晕症状可以得到明显改善。

　　因颈椎间盘及其周围软组织损伤导致的眩晕，统称为颈源性眩晕。

　　颈源性眩晕是由颈部多种疾病引起的一组症候群，还被称为椎动脉刺激症候群、椎动脉供血不足症、颈交感神经丛症候群等。

一 发病机制

　　颈源性眩晕发病机制比较复杂，主要有以下几个方面。

（一）椎动脉被异常牵拉和挤压

　　椎 – 基底动脉是前庭和小脑的最主要供血来源。椎动脉供血充足，平衡系统才能正常发挥功能。

　　前面讲过，椎动脉的走行是蜿蜒曲折的。椎动脉从第二颈椎横突孔至进入颅内之前，形成多个自然弯曲，真可谓"跋山涉水"。血管的多个弯曲，也增加了椎动脉血流的阻力。

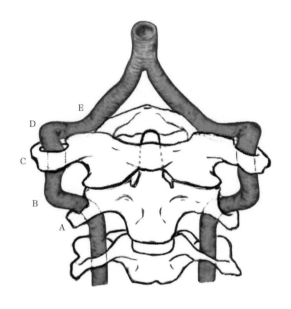

椎动脉进入颅内之前有五个弯曲（ABCDE）

椎枕肌紧张挛缩、小关节错位和骨质增生，能牵拉、压迫或刺激椎动脉，引起椎 - 基底动脉供血不足，致使眩晕发生。

（二）交感神经兴奋导致椎动脉痉挛

椎动脉接受来自星状神经节与颈中神经节形成的交感神经的支配。

交感神经异常兴奋可导致椎动脉痉挛，动脉管腔狭窄，供血障碍，从而产生眩晕。

通常这类眩晕伴有交感神经兴奋的症状，如头痛、恶心、呕吐，视力下降、视物模糊、心跳加速、心律不齐、血压升高，耳鸣、听力下降、发音障碍，出汗异常等。

（三）神经反射因素

颈部肌筋膜和韧带损伤后，局部出现反应性水肿，干扰了颈部的紧张反射。局部病理冲动通过本体感受器，经第一颈神经～第三颈神经后根，向小脑及前庭神经核传递异常冲动，从而导致眩晕和眼球震颤。

二 临床表现

约半数患者因屈伸和旋转颈椎引起眩晕。部分患者则因体位改变、站立过久或行走诱发眩晕。

眩晕的性质多样，如动摇感、旋转感、浮动感、站立不稳，且反复发作。

颈椎病所致眩晕，早期症状不是很突出，休息后可自行恢复。一旦眩晕频繁发作，就必须积极治疗颈椎病了。

第三节

颈源性头痛

临床观察发现，颈源性头痛发作时，伴有不同程度的颈项不适。颈源性头痛的性质，可以是钝痛、针刺样痛或搏动样痛。按揉颈项部相关腧穴，如风池、风府和天柱后，头痛及相关症状就会缓解。

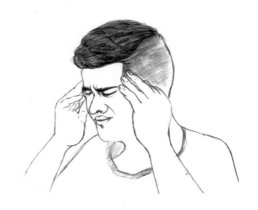

颈源性头痛以后枕部和侧头部为主

然而，年长者常误以为是血压波动所致，年轻者常认为是作息不当或情绪激动所致。因此，未能得到明确的诊治，从而延误病情。

一 发病机制

颈源性头痛的发病机制存在多种学说。目前较为公认的是：头颈部肌肉和筋膜挛缩，卡压或刺激上颈段的颈神经后支，导致相关的临床症状。

长时间看电视、玩电脑、编织毛衣和不良坐姿，造成颈部肌筋膜粘连、纤维化、瘢痕化，这些病变挤压神经或炎性物质浸润神经，出现神经支配区域的疼痛。

枕下肌群劳损，肌肉紧张痉挛，刺激枕下神经，进一步加重枕下肌群紧张。枕大神经、枕小神经和第三枕神经受到卡压刺激后，相应走行区域就会出现疼痛的表现。

二 颈源性头痛的特点

（一）症状

· 后枕部疼痛，或单侧头痛。

· 疼痛位于颈枕部，放射至前额、侧头部及眼眶部。

· 疼痛性质为钝痛、针刺样痛或搏动样痛。

· 间歇发作，每次持续数小时，连续数天，后期可持续发作。

· 颈部活动、长时间伏案及按压颈枕部，可诱发或加重头痛。

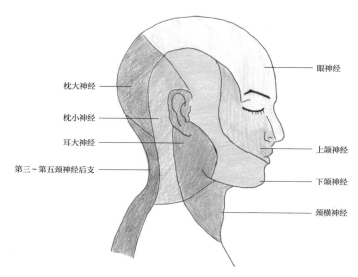

头面部神经分布分区示意图

· 颈部僵硬，颈椎活动受限，伴有同侧肩部及上肢痛。

（二）体征

1. 枕大神经痛部位

耳后的凹陷处，即枕大凹。为枕外隆突下缘，后正中线旁开 2.5 厘米。

2. 枕小神经痛部位

枕外隆突下缘，后正中线旁开 5 厘米。

3. 第三枕神经痛部位

枕外隆突下及两侧的上项线附近。

三 需要注意的鉴别诊断

（一）偏头痛

偏头痛是一种常见的慢性神经血管性疾病。

表现为反复发作的一侧或双侧搏动性的剧烈头痛。多发生于偏侧头部，常合并自主神经系统功能障碍，如恶心、呕吐、畏光和畏声等症状。

（二）低颅压性头痛

一部分剧烈的后枕部疼痛，可能为脑脊液压力降低所致，即低颅压性头痛。

表现为体位相关性头痛。坐立或站立时，头痛加重；卧位时，头痛缓解。伴恶心、呕吐、头晕、耳鸣、颈部僵硬、共济失调，甚至晕厥。

治疗方法主要有卧床、补液，必要时行外科手术治疗。

第四节
视力下降

患者："我最近视力下降，感觉看不清，可能是什么原因？"

医生："排除眼科器质性问题，这可能是由颈椎病导致的。"

如果您听到这样的对话，第一反应将是什么？

也许您会说："怎么会？！不可能，我脖子好着呢！"

事实上，在颈椎病患者中，常常伴有视力下降、眼睛干涩等问题。许多患者表示，在治疗颈椎后，眼睛一下子就明亮了许多。

一 发病机制

视力和视觉障碍，其根源是缺血。

视力下降的常见原因，是大脑后动脉狭窄或痉挛、大脑后动脉供血不足，引起大脑枕叶视觉中枢缺血所致，称为皮层性视力障碍。

复视的常见原因，是脑干第Ⅲ、Ⅳ、Ⅵ脑神经核缺血，或内侧纵束缺血所致。

颈椎病导致视力下降的机制如下。

（一）交感神经激惹导致颅内血管痉挛

颅内的交感神经主要来自颈部的交感神经节。它们位于颈椎椎体的前缘、横突的根部，包括颈上、颈中、颈下交感神经节。

它们一旦被颈椎病激惹，颅内交感神经将异常兴奋，引起颅内血管平滑肌收缩，血管管腔痉挛狭窄，从而引起眼的血供障碍。

（二）椎动脉供血障碍导致颅内缺血

大脑后动脉，是椎－基底动脉的分支，主要由椎动脉供血。椎动脉发源于锁骨下动脉，穿行于颈椎横突孔，在第一、第二颈椎及后枕部形成多个弯曲，然后进入颅内。椎动脉的走形，可谓"跋山涉水"，蜿蜒曲折，任何部位受到牵拉挤压都会导致供血不足。

二 视觉障碍是椎动脉型颈椎病的表现

颈椎病分六型，其中一型为椎动脉型颈椎病。约 40% 的椎动脉型颈椎病患者有视物模糊、复视、幻视及短暂失明等症状。详见"第五章——颈椎病的常见分型"。

所以，视力下降或眼睛干涩，有时也是颈椎病的信号之一。

第五节

心悸

　　心悸是人们主观感觉上对心脏跳动的一种不适感。

　　心悸常因心脏活动的频率、节律或收缩强度的改变而导致。一般仅在剧烈运动、精神高度紧张，或高度兴奋时才会出现。在某些病态情况下，如心律失常、心脏神经官能症，或焦虑抑郁时，也会有心悸心慌的感觉。

一 发病机制

　　心脏搏动的节律是由交感神经和迷走神经共同调节的。

　　交感神经在心脏的分布比迷走神经更加丰富。颈交感神经自星状神经节的节后纤维发出后，从心脏的基底部分布到心肌及冠状血管上，对心脏活动和冠状动脉的舒张调节有重要作用。

　　颈椎病导致心悸的机制如下。

　　颈部的交感神经节末梢广泛分布于咽喉部、心脏、头颈及上肢的动脉。

　　由于不良的工作生活习惯，尤其是长时间伏案工作、低头玩手机等不良姿势的原因，导致颈椎椎间盘退变、关节囊压力增高、颈椎椎间孔变小等一系列病理改变，对颈部交感神经产生"激惹"。

　　这些不良刺激，通过颈上心神经、颈中心神经和颈下心神经，传导至心脏，从而产生了心悸、心慌、胸闷等一系列不适症状。

二 颈椎病导致的心悸的特点

1. 心悸心慌。

2. 伴有颈肩僵硬、上肢麻木疼痛。

3. 伴有头晕、头痛、视物模糊。

4. 心脏检查无明显异常。

如果出现上述症状，心脏专科检查排除器质性病变，我们就应该重点检查颈椎了。

第六节

高血压

一 高血压定义

高血压是以动脉血压增高为主要特征，可伴有心、脑、肾等器官的功能或器质性损害的临床综合征。

收缩压 ≥ 140mmHg 和（或）舒张压 ≥ 90mmHg，即可诊断为高血压。

高血压是当今社会的常见慢性病之一，是心脑血管疾病的主要危险因素。

二 发病因素

（一）遗传因素

如果父母均有高血压，子女的发病概率高达 46%。约 60% 高血压患者可询问到有高血压家族史。

（二）精神因素

由于工作和生活压力过大，长期处于紧张和焦虑状态，容易导致高血压。

（三）环境因素

城市脑力劳动者高血压患病率超过体力劳动者，从事精神紧张度高的职业者发生高血压的可能性更大。

（四）高盐饮食

每天摄入的盐越多，血压水平和患病率就越高。这也是我国北方人高血压发病率明显高于南方的原因之一。

（五）饮酒

每天酒精摄入量超过 50 克者，高血压发病率明显增高。控制饮酒量，血压水平可明显降低。

（六）吸烟

越来越多的研究显示，香烟中的尼古丁可损伤血管内皮，可短期内使血压急剧上升。

（七）肥胖

肥胖是血压升高的重要危险因素。高血压患者约 1/3 有不同程度的肥胖。腹型肥胖者更容易发生高血压。

三 颈椎病与高血压的关系

（一）颈椎病加重血压升高

颈椎小关节错位和骨质增生，刺激或压迫颈椎前方交感神经，引起交感神经异常兴奋，导致椎－基底动脉血管持续痉挛，进而引起动脉血压升高。如果不良刺激持续存在，发展成为全身小动脉痉挛，血压就持续增高了。

（二）高血压加重颈椎病

高血压会导致全身小动脉硬化。随着高血压的发展，颈动脉和椎动脉的痉挛硬化也逐渐加重，进一步刺激颈椎周围软组织，从而加重颈椎病临床症状。

四 颈椎病导致血压升高的特点

（一）血压波动与颈椎症状相关

当颈肩酸麻胀痛加重，血压就随之升高；当颈肩症状缓解，血压也随之下降。

（二）治疗颈椎才能控制血压

原发性高血压口服降压药就能控制血压。但是，由颈椎病引起的血压升高，口服降压药的作用就很有限了。只有等到颈椎病得到针对性的治疗之后，高血压才能得到有效控制。

第七节

久治不愈的五官科疾病

五官科疾病中的鼻炎、慢性咽炎和三叉神经痛等，往往反复发作，迁延难愈，甚至引起许多并发症。

为什么这类疾病迁延难愈？它们与颈椎病又有哪些联系？

一 鼻炎

鼻炎，即鼻腔炎性疾病。

鼻腔黏膜是人体抵抗外界病原的首道黏膜屏障，通过分泌黏液，吸附空气中的有害物质。鼻黏膜中的肥大细胞和嗜碱性粒细胞，是主要的免疫细胞，通过免疫反应消灭抗原物质，并将其随分泌物排出体外。

（一）鼻炎的分类

依据鼻部神经兴奋的不同类型，可对鼻炎进行简单的分类。

·第一类——副交感神经亢奋型鼻炎

如过敏性鼻炎、慢性鼻炎和肥厚性鼻炎，这类鼻炎以副交感神经亢奋为主要表现。黏膜腺体增生肥大，分泌大量黏液，从而堵塞鼻腔。

·第二类——交感神经亢奋型鼻炎

如萎缩性鼻炎，这类鼻炎是以交感神经亢奋为主要表现。鼻腔黏膜毛细血管痉挛收缩，局部血供障碍，黏膜营养障碍，腺体萎缩分泌不足。

（二）颈椎与鼻炎的联系

翼腭神经节是神经支配鼻黏膜分泌、感觉和营养的重要节点。颈椎病一旦刺激、压迫和牵拉颈椎前方交感神经，就会引起交感神经的异常兴奋，导致颈内动脉和椎动脉异常痉挛、颅内神经中枢供血障碍，继而发生翼腭神经节功能调节障碍。

专家提示

通过刺激翼腭神经节，可迅速调节神经兴奋性，快速改善鼻炎的症状。著名耳鼻喉专家李新吾教授的翼腭神经节刺激术治疗鼻炎就是以此为依据的。

二 慢性咽炎

（一）发病机制

咽喉部与呼吸道和消化道均相通，容易受到外界环境因素的刺激，在特殊情况下出现免疫反应。

咽炎的病因有外界因素，如长期吸烟、粉尘刺激和刺激性食物等；也有自身因素，如咽部微循环障碍、细胞免疫功能不足。

长期和外界物质发生抗原反应、自身免疫功能不足、咽喉部长期充血水肿、炎症持续不消就形成了慢性咽炎。

（二）颈椎与慢性咽炎的关系

自身免疫功能因素是慢性咽炎的主要病因。

由于颈交感神经支配咽部血管。一旦颈椎病刺激颈交感神经，神经持续异常兴奋，可引起咽部血管收缩、咽部肌群痉挛、淋巴系统循环障碍、咽部免疫功能失调。

此外，颈椎椎体前缘骨刺，或向前方突出的椎间盘，可以直接刺激到咽后壁，导致咽喉部异物感和慢性炎症。

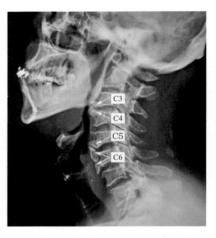

椎体前缘骨刺刺激咽后壁（箭头指示处）

三 三叉神经痛

三叉神经节是最大的脑神经节，大部分为感觉神经纤维，少部分为运动神经纤维。

三叉神经有三大分支：眼神经支、上颌神经支、下颌神经支。

三叉神经痛是常见的顽固疼痛，常规止痛药物无效。其病因病理尚未完全明确，临床治疗十分困难，患者深受其害。

目前，主要用卡马西平、苯妥英钠等药物中枢镇静止痛，也有通过三叉神经或者半月神经节毁损术来治疗。然而，临床疗效往往因人而异。

部分颈椎病患者，出现椎动脉供血障碍后，导致三叉神经核缺血，其中枢感觉信号处理功能障碍，最终放大疼痛信号。

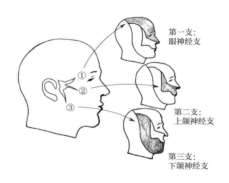

第一支：
眼神经支

第二支：
上颌神经支

第三支：
下颌神经支

三叉神经分布示意图

专家提示

治疗颈椎，改善颅内的供血，保障三叉神经核的血液供应，促使其信号处理功能恢复正常，是治疗三叉神经痛的重要思路。

第五章
颈椎病的常见分型

颈椎病变对肌肉筋膜、神经根、椎动脉、交感神经和脊髓，分别造成不同的刺激和压迫，从而导致不同的临床表现。

据此，将颈椎病分为六种类型：颈型颈椎病、神经根型颈椎病、脊髓型颈椎病、交感型颈椎病、椎动脉型颈椎病、混合型颈椎病。咱们一起了解一下吧！

第一节

颈型颈椎病

颈型颈椎病，是颈椎病中最轻的一种。多见于中青年，多表现为晨起时出现落枕，伴有颈肩部僵硬疼痛，有自然缓解和反复发作的倾向。

一 颈肩酸痛

颈肩酸痛是最主要的症状。

患者颈项部酸胀僵硬，肩部沉重胀痛，颈椎活动不灵活，时有"嘎嘎"的响声。部分患者肩胛内上角肿胀疼痛，总想找个硬物按压；部分患者感觉背了个大石头，常常想自己敲打。

劳累或受凉后，往往加重疼痛。用手按压痛处，症状明显加重。

二 反复落枕

很多人都有过落枕的经历。晨起时，颈项部突发疼痛，颈椎活动受限。轻者休息后自行缓解，重者经针灸、推拿治疗后改善。如果落枕反复频繁发作，而且症状较重，这时候我们就要警惕了，可能是颈椎病在作祟，需要积极诊治啦！

第二节

神经根型颈椎病

神经根型颈椎病发病率最高，占60% ~ 70%。

一般起病缓慢，男性多于女性。大多数为单侧、单根发病。常因长期伏案、低头劳作等不良姿势引发。

> **发病机制**
>
> 颈椎椎管内或椎间孔处的多种病理改变，压迫和刺激颈神经根，引起神经充血水肿、局部微血管痉挛，使微循环发生障碍，神经缺血缺氧，出现上肢麻木疼痛。

一 颈部症状

颈部症状是颈椎病的最常见症状。表现为颈项僵硬疼痛，颈椎活动受限。

急性发病者，疼痛剧烈。受凉、咳嗽或打喷嚏，都能诱发或加重疼痛。

慢性发病者，症状相对较轻，得病时间也较长，也可能仅表现为颈肩部酸痛。

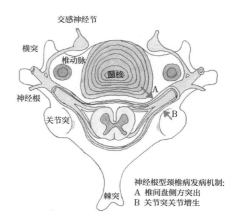

神经根型颈椎病发病机制示意图

二 根性症状

根性症状是神经根型颈椎病的典型症状。

临床表现为不同节段的神经根受刺激后，出现神经所支配区域的感觉和（或）运动障碍。

- 感觉神经症状

早期，表现为痛觉过敏，疼痛呈针刺样、刀割样、烧灼样。

后期，表现为痛觉减退，上肢麻木不适，甚至痛觉消失。

劳累和活动时，症状加重；卧床休息、颈托固定、头向对侧屈，可缓解疼痛。

- 运动神经症状

表现为肌肉力量减退，肌腱反射减弱，甚至肌肉萎缩。

三 定位诊断

神经根型颈椎病表现为，神经受刺激后，神经所支配区域的感觉和运动障碍。根据不同区域的症状，可以定位颈椎的责任病灶，从而有利于临床诊断和治疗。神经根型颈椎病以 C4 ～ C7 的病变居多，见右图。

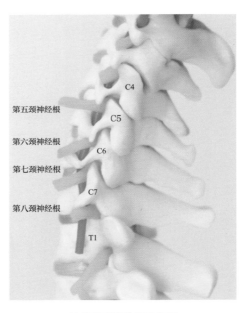

神经根型颈椎病定位图

（一）C4/5 病变

第五颈神经根受累。

疼痛经肩部放射至上臂外侧，很少到前臂。

患者上臂外展、上抬的肌力减退。严重者肩部肌肉萎缩，甚至肩部塌陷。

（二）C5/6 病变

第六颈神经根受累。

除颈部、肩胛骨内缘、肩部和前胸部疼痛麻木外，还放射到上臂外侧、前臂桡侧，以及拇指和食指。

患者屈肘力量（肱二头肌）减弱，肱二头肌腱反射减退，肱桡肌腱反射减弱。严重者肱二头肌萎缩。

（三）C6/7 病变

第七颈神经根受累。

疼痛沿颈肩上臂放射至前臂背侧，以及食指和中指。

患者伸肘力量减弱，肱三头肌腱反射减弱，伸腕与伸指肌力也可减弱。

（四）C7/T1 病变

第八颈神经根受累。

除颈部、肩部、肩胛骨内下缘疼痛外，并沿上臂内侧和前臂尺侧，放射至环指和小指，手的精细活动功能障碍。

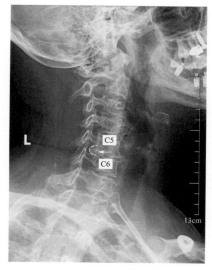

神经根型颈椎病：C5/6 椎间孔狭窄
C5/6 钩椎关节增生导致椎间孔狭窄（箭头所示）

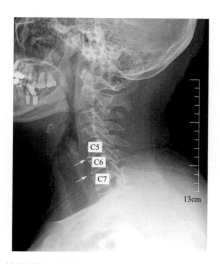

神经根型颈椎病：C5/6、C6/7 椎间隙狭窄

　　患者示指、中指、环指与小指屈曲以及分开与并拢的力量减弱。严重者，手部肌肉明显萎缩。一般无腱反射改变。

　　下表中所列举的症状，提示相应颈椎节段发生了病变。供大家查对参考。

不同颈椎节段病变导致运动和感觉障碍

神经根	椎间盘	感觉障碍	运动障碍
第三	C2/3	颈枕部和耳周疼痛、麻木	仅有肌电图异常
第四	C3/4	颈后部疼痛、麻木，向肩胛骨内缘和前胸放射	仅有肌电图异常
第五	C4/5	患侧颈部向肩峰放射痛	三角肌无力，肩外展力弱
第六	C5/6	沿肱二头肌外侧、前臂桡侧至拇指和示指疼痛、麻木	肱二头肌肌力减弱，肘关节屈曲、旋后障碍，伸腕肌力下降，桡骨膜反射减弱或消失
第七	C6/7	前臂中部至示指、中指、环指的放射性疼痛	肱三头肌、伸肘、伸指、屈腕肌力减弱；肱三头肌反射减弱或消失
第八	C7/T1	前臂尺侧至环指和小指的放射性疼痛和麻木	肱三头肌、伸肘、掌指关节、远侧指间关节屈指肌无力或减弱
胸一	T1/T2	上臂内侧疼痛、麻木	手内在肌肌力减弱

第三节

脊髓型颈椎病

脊髓型颈椎病，是比较严重的类型，占颈椎病的 12% ～ 20%。

本病多见于 40 ～ 60 岁中老年人。合并发育性椎管狭窄的患者，发病年龄偏小。本病因脊髓受损，临床症状较重，甚者还能致残。

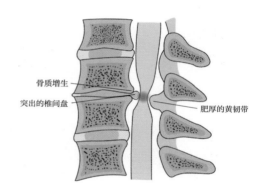

骨质增生
突出的椎间盘
肥厚的黄韧带

脊髓型颈椎病的发病机制（矢状位）

发病机制

突出的椎间盘、椎体后缘骨质增生、黄韧带肥厚或钙化等，均可以压迫脊髓，导致脊髓缺血缺氧，出现感觉障碍和运动障碍。详见右图。

特别是在颈椎后仰的时候。因颈椎后仰时，上位椎体后下缘向下一节椎体的椎弓后部前上缘靠拢，形成对脊髓的"钳压"效应，从而诱发或者加重症状。

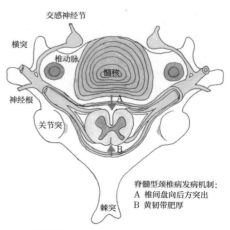

交感神经节
横突
椎动脉
髓核
神经根
关节突
A
B
棘突

脊髓型颈椎病发病机制：
A 椎间盘向后方突出
B 黄韧带肥厚

脊髓型颈椎病的发病机制（水平位）

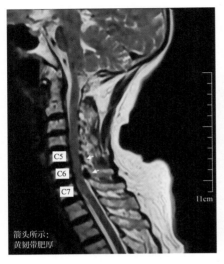

黄韧带肥厚导致的脊髓型颈椎病（矢状位）

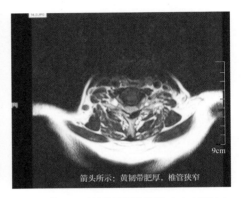

黄韧带肥厚导致的脊髓型颈椎病（水平位）

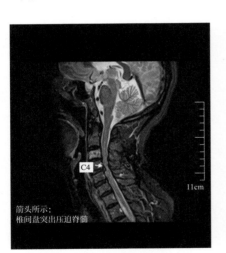

椎间盘突出导致的脊髓型颈椎病（矢状位）

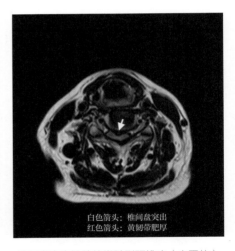

椎间盘突出导致的脊髓型颈椎病（水平位）

一 感觉障碍

脊髓损害的部位、范围和程度不同，所呈现出的感觉障碍也不同。

（一）上肢的感觉障碍

表现为颈项僵硬，一侧或双侧上肢麻木疼痛，痛觉、温觉减退，手指没有立体感，辨别不出触摸的东西。

（二）下肢的感觉障碍

表现为一侧或者双侧下肢麻木和沉重感，痛觉、温觉减退，有烧灼感或冰凉感，或双脚踩棉花感。

（三）躯干部的感觉障碍

表现为胸腹部肌肉发紧，出现"束带感"。严重者，感觉像被铁丝缠绕一样。

二 运动障碍

运动神经元通路受损害，其支配部位的运动将受到影响。

（一）上肢的运动障碍

表现为一侧或双侧上肢笨拙无力，拿小物件容易滑落，不能扣衣扣等。重者，写字困难，甚至不能自己进食。

（二）下肢的运动障碍

表现为肌肉痉挛，下肢无力，行走困难，上下楼梯时需要上肢牵拉扶手。

严重者，走路不稳，甚至跛行。有时想着追赶即将驶离的公交车，却突然发现双腿走不动了，而且还容易摔倒。

三 二便障碍

部分脊髓型颈椎病患者，会出现膀胱和直肠功能障碍。如排尿无力、尿潴留、尿失禁，或尿频、尿急、尿不尽等；以及大便秘结，或大便失禁。

四 病理征

脊髓型颈椎病还会出现病理反射和肌萎缩。如腱反射亢进、踝阵挛、霍夫曼征阳性等。这些都是专业的医学检查，需要专科医生来完成。

第四节
交感型颈椎病

交感型颈椎病，是颈椎病中表现最复杂的一种，占颈椎病的15%～25%。

交感型颈椎病的客观检查指标却比较少，所以诊断起来比较困难。

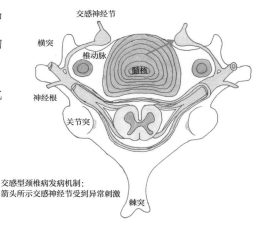

交感神经节
横突
椎动脉
髓核
神经根
关节突

交感型颈椎病发病机制：
箭头所示交感神经节受到异常刺激
棘突

交感型颈椎病发病机制示意图

一 头部症状

表现为头晕或眩晕，头痛或偏头痛、后枕部痛，头昏沉，睡眠障碍，记忆力减退，注意力不易集中等。与脑血管病的症状相似，但相关专科检查无异常。

二 五官症状

表现为视物不清，眼胀，眼干涩或多泪；耳鸣，耳堵，听力下降；鼻塞，

发病机制

颈椎软组织和骨性病变，致使颈椎前方的交感神经节受到激惹，出现过度兴奋或过度抑制，从而导致一系列临床症状。由于交感神经在全身均有分布，因而当颈交感神经节受到激惹时，出现的临床症状就非常繁多。

咽部异物感，口干，声带疲劳，味觉改变等。与五官科的症状相似，但相关专科检查多无异常。

三 胃肠道症状

表现为恶心、呕吐、腹胀、腹泻、消化不良、嗳气以及咽部异物感等。与消化科疾病的症状相似，但相关检查很少有异常情况。

四 心血管症状

表现为心悸、胸闷、血压异常波动等。易被误诊为心血管系统疾病，但心电图、超声心动检查等很少有异常表现。

五 头面、躯干和肢体症状

表现为一侧头面部、躯干和肢体的多汗、无汗，怕冷、怕热。有时感觉疼痛、麻木，但是又不按神经节段或走行分布。容易被误诊为神经根型颈椎病、脊髓型颈椎病，或其他神经系统疾病。但是，神经专科查体无明显异常。

专家提醒

上述五类症状，与颈部活动有明显的关系。坐位或站立时，症状加重；卧位时，症状减轻或消失。颈部活动多、伏案时间过长或劳累时，症状明显，休息后好转。

第五节
椎动脉型颈椎病

椎动脉型颈椎病发病率占颈椎病的 10% ~ 15%。

多发于 50 ~ 60 岁的中老年人。常于颈椎转向某个方向时，突然表现出相关症状。

发病机制

各种机械性与动力性因素，致使椎动脉受到刺激或压迫，从而出现相关临床症状。颈椎小关节错位，压迫刺激椎动脉，使血管进一步折曲变窄；颈椎病变刺激椎动脉周围的交感神经纤维，诱发椎动脉痉挛收缩，形成椎－基底动脉供血障碍，导致脊髓和脑供血障碍，从而出现各种临床症状。

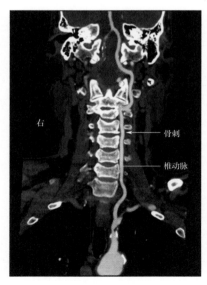

一例椎动脉与骨刺比邻的患者

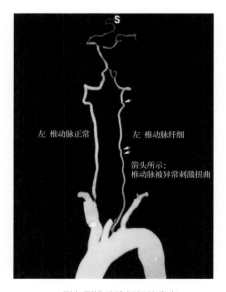

一例左侧椎动脉纤细的患者

一 颈椎源性眩晕

眩晕是椎动脉型颈椎病最常见的症状。因前庭神经核缺血所致。眩晕与颈椎的位置改变有关。比如，在颈椎屈伸、旋转时出现眩晕。表现为视物旋转、下肢发软、站立不稳，伴头痛、恶心、呕吐等。持续时间较短，数秒或数分钟即可缓解。

二 颈椎源性头痛

头痛是椎动脉型颈椎病常见的症状，以偏侧头痛为主。疼痛性质为间歇性跳痛，从一侧后颈部向枕部及半侧头部放射。有的患者表现为患处皮肤灼热感、痛觉过敏，触摸头皮就感觉疼痛加重。

三 视觉障碍

因椎动脉受到刺激和压迫，导致椎 - 基底动脉供血不足，大脑枕叶视觉中枢缺血，出现视力减退、暂时性视野缺损、复视、幻视等。

四 猝倒

椎动脉受到刺激后，突然痉挛而诱发猝倒。常于旋转颈椎时，突然下肢无力而摔倒。发病时，意识清楚，如无外伤，可立即起来，继续活动。脑血管病患者猝倒时，往往意识丧失，呼之不应。两者有本质的不同。

五 迷路症状

因椎－基底动脉供血不足，迷路血液供应障碍，从而表现为耳鸣、耳聋、听力减退（单侧或双侧）等。

六 运动感觉障碍

椎－基底动脉供血障碍，脑干等脑组织缺血，可出现发音不清或运动性失语。患者喝水呛咳，吞咽困难，甚至出现肢体瘫痪。深感觉缺失后，会出现踩棉感，脚下软绵绵，好像没有踩到地面。

七 精神症状

因椎－基底动脉供血障碍，大脑部分组织营养障碍，久而久之还会出现失眠、神经衰弱和记忆力减退等症状。

第六节

混合型颈椎病

混合型颈椎病，顾名思义就是以上各型颈椎病的不同组合。

事实上，上述前五种类型的颈椎病单一出现的比较少。随着颈椎病的进展，合并出现的概率增大，临床症状也就越来越多。

混合型颈椎病涉及到多种类型颈椎病的组合，其临床表现不再赘述。

第六章
颈椎病的中医治疗

第一节
点穴按摩

一 什么是点穴按摩？

点穴按摩，是医者对患者的体表穴位，采用按、揉、点、压等手法，使气血疏通，筋络舒展，以达到治疗疾病及延年益寿的方法。

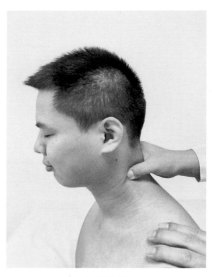

手法按摩

二 点穴按摩的原理

中医认为点穴按摩可以疏通淤阻的经脉和补益气血不足的经脉。

研究表明：中医手法治疗，可以使皮下局部血管扩张，促进血液和淋巴液的循环，改善局部组织的营养状态；诱导深部组织的血液流向体表，促进代谢产物的吸收；调节周围神经局部微环境，改善其营养状态；缓解肌肉病理性紧张状态。

三 颈椎病的按摩治疗

根据颈椎病的不同症状，简要介绍点穴按摩方法。

（一）颈椎病引起的颈项酸痛

【取穴】

风池、大椎、肩井。

【操作】

① 先用右手拇指、食指岔开，用力从枕骨往下捏拿至大椎。从上到下，来回捏 1 分钟，再换左手捏 1 分钟，两手轮换捏拿 3 分钟。

② 按揉后枕部。用两拇指的指腹，分别按压在风池上，余四指并拢，搂抱头两侧。两拇指同时用力，向外旋转按揉 30 次，再向内旋转按揉 30 次。

③ 以掌根按揉大椎 30 次。

如何找穴位

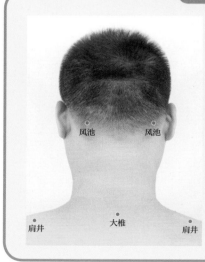

风池　　　风池

肩井　　　大椎　　　肩井

颈项部按摩取穴

● 风池：在项部，当枕骨之下，与风府相平，胸锁乳突肌与斜方肌上端之间的凹陷处。

● 大椎：在后正中线上，第 7 颈椎棘突下凹陷中。

● 肩井：在肩上，第 7 颈椎与肩峰最外侧点连线的中点上，前直对乳中。

④ 捏拿双侧肩井各 30 秒。结束。

（二）颈椎病引起的上肢麻木

【取穴】

缺盆、极泉、曲池、大椎、肩井、天宗。

【操作】

① 患者取坐位。

② 双手交替拿捏颈部双侧肌肉 3 分钟。

③ 以拇指按揉缺盆、极泉、曲池各 30 次。

如何找穴位

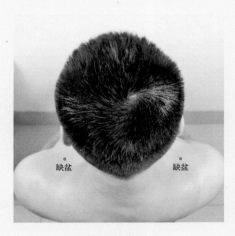

锁骨部按摩取穴

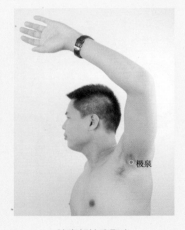

腋窝部按摩取穴

- 缺盆：位于锁骨上窝中央，距前正中线 4 寸。

- 极泉：在腋窝正中动脉搏动处。

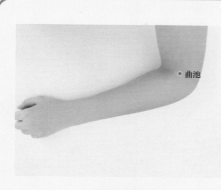
肘部按摩取穴

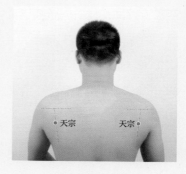
肩背部按摩取穴

- **曲池:** 屈肘,在肘横纹桡侧端,凹陷处取穴。

- **天宗:** 正坐或俯伏位,在肩胛冈下缘与肩胛骨下角之间连线上,当上、中 1/3 交点处。

④ 捏拿双侧肩井各 30 秒。以手掌根从大椎推按至肩井 10 次。

⑤ 点按天宗 30 秒,力度由轻至重,以患者耐受为度。

⑥ 术者轻握双拳,一手捶肩,一手拍背,一前一后,拍捶 10 次。结束。

(三)颈椎病引起的头痛

【取穴】

大椎、风池、百会、头维、太阳。

【操作】

① 患者坐位,先捏揉颈项部和肩部,放松肌肉。

② 术者以拇指点按风池，手指向对侧眼睛的方向用力，力度由轻至重，由浅至深，按揉过程中适当辅以上提。

③ 双拇指自风池，横向点按至乳突3次；然后用双拇指指腹卡住枕外隆凸，余四指置于侧头部，向上端提30秒，嘱患者自然放松。

④ 双手自然向前翻转90°，用双手食、中、环指并拢，分别点按头维、太阳、百会和大椎，各30秒。结束。

如何找穴位

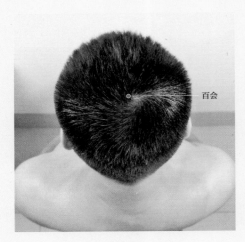

头顶部按摩取穴

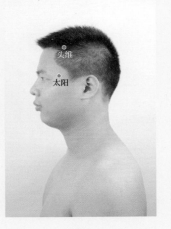

侧头部按摩取穴

● 百会：在前发际正中直上 5 寸，当两耳尖连线中点处，头正中线上取之。

● 头维：当鬓发前缘直上，入发际 0.5 寸处取穴。

● 太阳：头部侧面，眉梢和外眼角中间向后一横指凹陷中。

四 点穴按摩的注意事项

尽管按摩疗法简便易行，疗效可靠，深受大家喜爱。但是也有一些情况是不适合点穴按摩的。如果有下列几种情形者，则不适宜按摩治疗了，大家要引起重视。

（一）脊髓型颈椎病

脊髓型颈椎病属于脊髓压迫症，而按摩主要是对受损组织施加外力，所以这类患者选择按摩治疗只会导致脊髓受压更为严重，甚至可能会出现大小便失禁、瘫痪。

（二）急性软组织损伤

急性软组织损伤一般是受外来的机械应力的作用，当应力作用达到一定的强度超过软组织承受负荷时，即能诱发损伤，产生症状。不适当的按摩同样会加重症状，对身体产生更大的危害。

（三）重度骨质疏松症

患有骨质疏松的人群，如果按摩力度过大的话，不仅不能减轻疼痛，反而可能导致骨折。

第二节
针灸疗法

一 什么是针灸疗法？

　　针灸疗法是指基于传统中医理论,运用刺法和灸法刺激人体的一定的穴位，发挥疏通经络、行气活血、调和阴阳等作用，以扶正祛邪和治疗疾病的方法。

二 针灸疗法的原理

　　针灸可根据机体的状态，发挥双向调节的作用。

　　科学研究表明，针灸疗法是通过刺激相应腧穴，调整经络功能，达到调节人体脏腑气血的目的。现代科学研究证明：针灸能增强人体免疫功能，使网状内皮系统功能活动增强，促进组织修复，激活机体的抗痛系统，达到镇痛的目的；改善人体代谢，调整机体的整体状态。

三 颈椎病的针灸治疗

（一）常规针刺

（1）取穴

主穴：颈夹脊、大椎、天柱、后溪、颈百劳。

配穴：根据经络辨证选穴及阿是穴。

如何找穴位

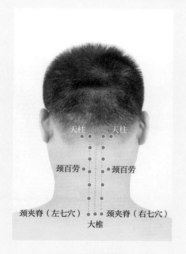

针灸颈项部取穴

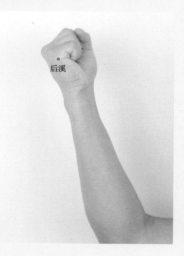

针灸手部取穴

- 颈百劳：在颈部，第 7 颈椎棘突直上 2 寸，后正中线旁开 1 寸。
- 颈夹脊：在颈部，第 1 颈椎至第 7 颈椎棘突下两侧，后正中线旁开 0.5 寸，一侧 7 穴。
- 天柱：在颈部，斜方肌外缘之后发际凹陷中，约当后发际正中旁开 1.3 寸。
- 后溪：在手内侧，第 5 掌指关节尺侧近端赤白肉际凹陷中。

（2）取穴依据

从辨病的角度看，我们选取颈部夹脊穴。

从经络辨证的角度看，依据疼痛区域分别选取后项部太阳经、颈项侧后方少阳经、颈项侧部阳明经和后项正中的督脉。

（3）操作

颈夹脊直刺或向脊柱斜刺，施平补平泻法，使针感向项部和肩部传导为佳；大椎和颈百劳直刺 1 ~ 1.5 寸，使针感向肩臂部传导；余穴常规针刺，留针 30 分钟。可加用温和灸或温针灸。

（4）适应证

颈型颈椎病、神经根型颈椎病、椎动脉型颈椎病和交感型颈椎病。

（二）刺络拔罐法

（1）取穴

阿是穴（压痛点）。

（2）操作

先将要吸拔部位（阿是穴）的皮肤消毒，然后用三棱针或粗毫针点刺出血，再将火罐吸拔于点刺部位，使之出血。留罐时间一般为 5 ~ 10 分钟。出血量视病情而定，少则数滴，多则几毫升。

（3）适应证

颈项部疼痛突出者。

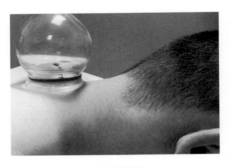

刺络拔罐

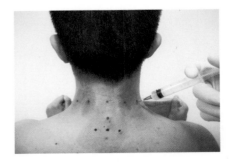

颈部穴位注射

（三）穴位注射法

（1）取穴

阿是穴（压痛点）。

（2）操作

取局部压痛点，注射维生素 B_{12} 或骨肽注射液。患者取舒适体位，局部常规消毒，医者手持注射器对准穴位快速刺入，然后慢慢推进，待针下"得气"，回抽一下，若无血，即可将药推入。每穴注射 1 毫升，隔日一次。

（3）适应证

颈项部疼痛突出者。

（四）电针法

（1）取穴

参考"常规针刺"取穴。

（2）操作

每次选 2 ~ 3 对穴位，用连续波或疏密波，每日一次。

（3）适应证

各型颈椎病。

四 针灸疗法的注意事项

针灸治疗大多数颈椎病疗效显著，对颈型和神经根型颈椎病效果尤佳。颈椎病的临床症状复杂多样，鉴别诊断很重要，如肩痛明显者，要与肩袖损伤、冻结肩相鉴别；眩晕要与梅尼埃病、高血压等相鉴别。

第三节
针刀疗法

一 什么是针刀疗法?

凡是以针的理念刺入人体，又能发挥刀的治疗作用的医疗器械，都统称为针刀。

针刀外形如针，末端开刃，也叫"如针之刀"。是一种末端扁平的刀刃，还可以呈平刃、斜刃、凹刃等形态，故外形上既像针又像刀，所以叫"针刀"。

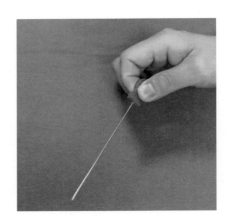

针刀外观图

针刀治病时，像针一样刺入人体，能最大限度地减少对正常组织的伤害。当针刀末端到达病灶后，其末端的刀刃对病变组织进行刺、切、铲、拨、触，从而发挥外科手术刀的作用，使临床治疗作用最大化。

针刀疗法要求操作者熟练掌握治疗部位的立体解剖、动态解剖和精细解剖。因此，通过不开刀，就取得开刀手术效果的针刀疗法，具有很高的技术价值。

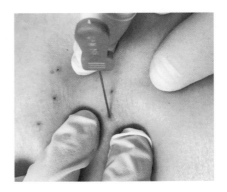

针刀以针刺的形式进入人体

二 针刀疗法的原理

（一）发挥针灸针的针刺作用

可以像使用针灸针那样，使用直径 0.4 毫米以下的针刀来针刺腧穴。但是，直径 0.8 毫米以上的针刀，比针灸针更粗壮，刺激作用也更强、更持久。针刀刺入人体时，刀刃的纵轴要与刺入部位的神经血管走行方向平行，以避免不必要的损伤。

（二）恢复软组织生物力学平衡

造成人体组织动态平衡失调的主要病理因素，有粘连、瘢痕、挛缩、卡压（钳夹）、痉挛和堵塞等。

机体受到损伤后，局部组织坏死、渗出，继而机化、粘连，形成瘢痕，导致局部软组织挛缩。粘连、瘢痕和挛缩一旦形成，很难通过自身机制吸收和消除。

局部软组织挛缩引起局部张力异常增高，进一步卡压（钳夹）神经和血管，导致神经和血管所支配区域缺血缺氧、微循环障碍、局部经络瘀滞，甚至神经所支配肌肉出现痉挛，从而引起多种疾病的临床表现。

要彻底解决上述病理改变，就必须使用带刃的工具，才能完成切割、撬拨等操作。医师运用针刀完成刺、切、拨、铲等手法，疏通经络、触激神经、改善血运，解除病变部位的痉挛、挛缩、粘连、瘢痕等病理改变对神经、血管的异常卡压，从而迅速消除麻木疼痛。

（三）消除导致骨质增生的异常应力

导致骨质增生的根本原因是体内的拉应力异常。骨赘的纵轴方向都和软组织牵拉力方向一致。肌肉韧带筋膜的疲劳性损伤及静力性损伤，都可以造成肌肉韧带的痉挛和挛缩，使拉应力进一步集中在腱末端骨的附着处。

人体代偿机制为了加强肌腱和附着点处的强度，会输送大量的钙和磷，随着时间的推移就形成了骨刺或钙化、骨化。

针刀把增生、钙化、骨化的关节囊部分切开，把腱末端附着处的异常拉应力切断，可以对骨质增生起到治本的作用。

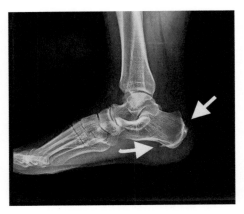

骨刺的方向与肌腱的拉力方向一致

（四）增强肌肉弹性

针刀对肌肉的刺激和松解，可以恢复肌肉弹性和张力，起到恢复正常生物力学平衡的作用。

三 颈椎病的针刀治疗

颈椎病的针刀治疗，是根据颈椎病的不同类型，制定不同的治疗方案。下面给大家简要介绍颈型、神经根型、交感型和椎动脉型颈椎病的针刀治疗。

（一）颈型颈椎病

颈型颈椎病症状最轻，针刀治

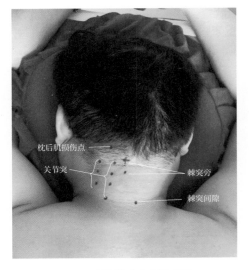

颈型颈椎病定点示意图

疗数次，即能痊愈。

【定点】棘突旁、关节突后方与侧方、棘突间隙。

【操作】局部常规消毒，治疗点局部麻醉。针刀的刀刃方向与人体纵轴平行，在皮肤上加压后，快速刺入皮下。缓慢摆动针身，匀速进针，仔细体会针感。遇到瘢痕、疙瘩、条索状组织，提起针刀1毫米左右，连续切割3～5下，直至针下阻力减低，即可缓慢退出针刀。

【护理】疼痛剧烈的治疗点，往往会流出褐色的瘀血。如果配合拔罐，能促进瘀血流出，疗效更佳。待不出血后，外敷创可贴。24小时内，保持局部皮肤干燥。

（二）神经根型颈椎病

神经根型颈椎病症状最典型，针刀触激神经后，可迅速改善上肢麻木和放电样疼痛，疗效显著。

【定点】棘突旁、关节突、神经出口、肩胛骨内上角。

【操作】同颈型颈椎病。在神经出口，实施针刀神经触激术。通过摆动神经周围软组织，牵拉刺激神经根，出现神经所支配区域的放电感或肌肉紧张痉挛感。治疗结束后，可迅速改善上肢疼痛麻木。

【护理】治疗结束后，配合颈椎牵引更佳。其他护理同前。

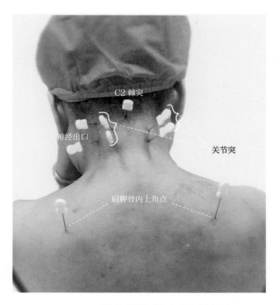

神经根型颈椎病定点示意图

（三）交感型颈椎病

交感型颈椎病症状繁多，在针刀治疗的同时，还需要配合内科药物的治疗。

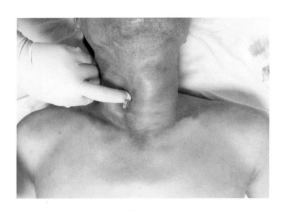

交感型颈椎病定点示意图

【定点】颈前星状神经节、颈型颈椎病定点。

【操作】颈型颈椎病定点的操作同上。对星状神经节触激，目的是调整交感神经节的状态，从而改善交感型颈椎病的症状。治疗前需要嘱患者尽量放松，减轻颈前软组织的张力，利于医生准确触摸颈椎横突根部。

【护理】治疗结束后，卧床休息 15 分钟，无身体不适后，方可离院。

（四）椎动脉型颈椎病

针刀松解椎动脉型颈椎病患者的椎枕肌后，不仅能改善头晕，还能提高视力，患者有一种神清气爽的感觉。

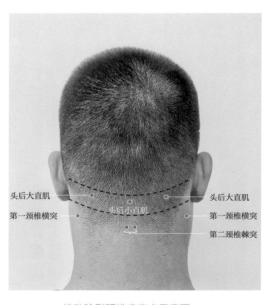

椎动脉型颈椎病定点示意图

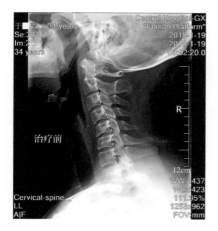
一例颈椎病患者治疗前

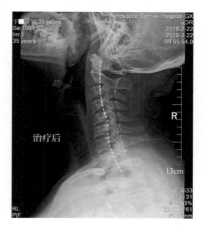
一例颈椎病患者治疗后

四 针刀疗法的注意事项

（一）避免感染

尽管针刀对皮肤创伤很小，但为了避免治疗部位感染，治疗后 24 小时内，针眼局部应保持干燥，避免感染。

（二）避免过劳

绝大多数患者经过针刀治疗之后，治疗部位的疼痛会明显减轻。此时，不宜增加活动，避免对治疗部位的进一步损伤。治疗后 1 周内，除必要的活动外，不要过度锻炼。

（三）保证疗程

针刀不是外科开刀手术，除腱鞘炎、网球肘、足跟痛等多数能一次治愈外，大部分病证需要 6 ~ 10 次治疗才能临床治愈，部分疑难病症还需要更多疗程的治疗。针刀治疗颈椎病时，最好配合牵引、理疗、针灸、按摩、服药等综合治疗。

第四节

中药疗法

古籍中有许多与颈椎病类似症状的描述。

《黄帝内经·素问·长刺节论》："病在骨，骨重不可举，骨髓酸痛，寒气至，名曰骨痹。"《黄帝内经·素问·痹论》："五脏皆有合，病久不去者，内舍于其合也。故骨痹不已，复感于邪，内舍于肾；筋痹不已，复感于邪，内舍于肝。"

中医认为，本病本虚标实。本为气血亏虚，标为风寒湿侵袭，颈部劳伤，导致颈部筋脉拘紧、痰瘀阻络、筋脉失养。

概括起来，古代医家对本病的中药疗法有中药内服、中药熏蒸和中药药枕外治等。这里给大家介绍几个简单有效的小方子。有颈肩不适者，请在医生的指导下使用。

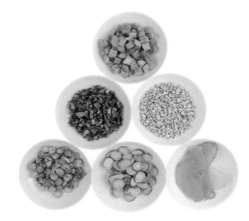

颈椎病中医疗法

一 中药内服方

（一）舒经活络汤

【组成】葛根 30 克、木瓜 30 克、赤芍 30 克、羌活 10 克、桂枝 10 克、细辛 3 克、鸡血藤 15 克、桑枝 15 克、薏苡仁 15 克、生甘草 10 克。

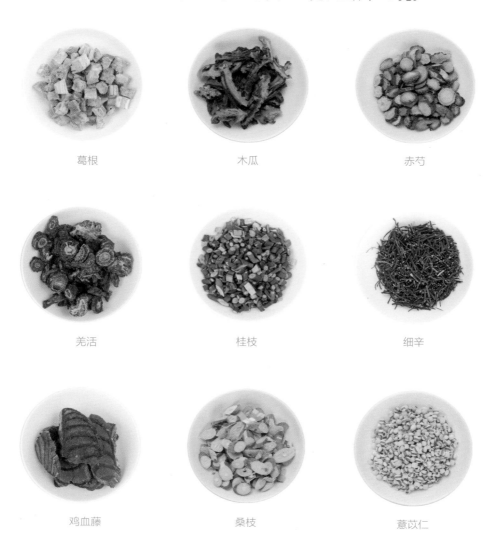

| 葛根 | 木瓜 | 赤芍 |

| 羌活 | 桂枝 | 细辛 |

| 鸡血藤 | 桑枝 | 薏苡仁 |

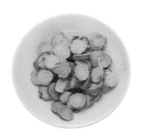
生甘草

【制法】水煎服。

【用法】每日一剂，连续服用七天，为一个疗程。

【功效】舒筋活血，散寒活络。

【适用人群】颈椎病导致的颈肩臂疼痛、上肢麻木，甚至上肢无力者。

（二）颈晕停方

【组成】葛根 30 克、佩兰 30 克、半夏 10 克、天麻 10 克、姜黄 10 克、川芎 10 克、僵蚕 10 克、泽泻 30 克。

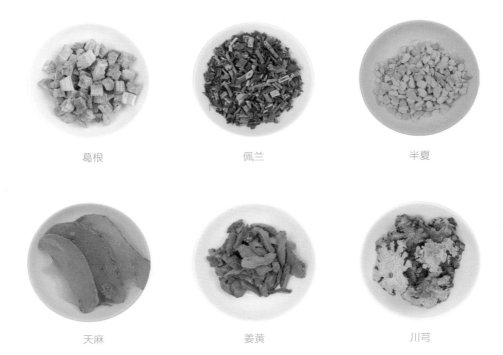

葛根　　　　　　　　佩兰　　　　　　　　半夏

天麻　　　　　　　　姜黄　　　　　　　　川芎

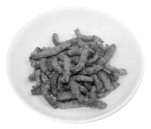

僵蚕

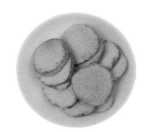

泽泻

【制法】水煎服。

【用法】每日一剂，连续服用七天，为一个疗程。

【功效】祛风除湿，化痰息风。

【适用人群】颈椎病导致的眩晕、头晕头痛、恶心呕吐，转头则症状加重者。

二 中药外用方

根据患者的病情，选用洗、熨、蒸等操作，是中医伤科的另一特色。

给大家推荐"逐湿镇痛方"。寒湿疼痛患者，可以在医生指导下使用。

【组成】川乌、草乌、防风、威灵仙、白芷、葛根各30克，川芎、透骨草、

专家提示

中药泡洗、热敷和熏蒸疗法，利用温热的蒸汽，能促进血液循环，扩张皮肤毛孔，促使药物透皮吸收，能明显改善怕冷怕风等症状。

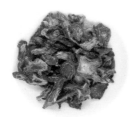

川乌

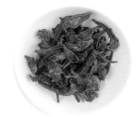

草乌

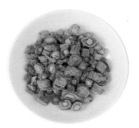

防风

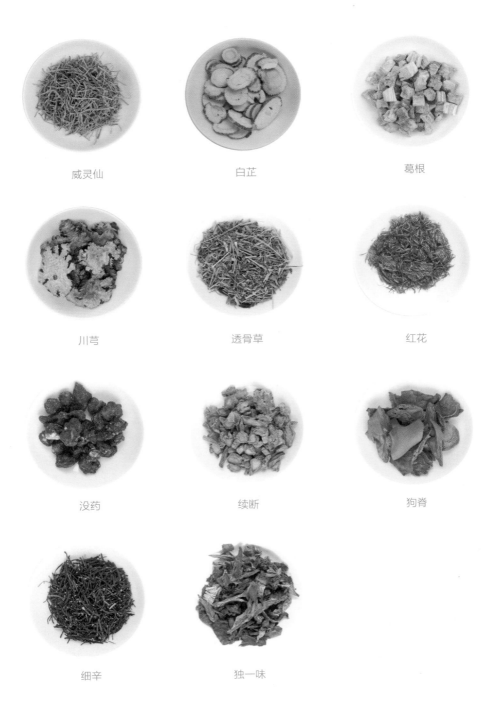

威灵仙

白芷

葛根

川芎

透骨草

红花

没药

续断

狗脊

细辛

独一味

红花、没药、续断、狗脊各 15 克，细辛、独一味各 10 克。

【制法】将上药为粗末装入布袋中。首次使用时，用米醋浸湿药袋，放入锅内蒸 10 分钟，取出晾至 40℃时敷颈部。以后每次使用加醋少许，加热后再敷。

【用法】每次热敷 30 分钟至 1 小时，每日一次。每个药袋可连续使用 3 天。14 天为一个疗程。上方亦可以水煮取药液，进行外洗或熏蒸。

【功效】散寒镇痛，活血化瘀。

【适用人群】颈椎病颈肩疼痛剧烈，影响睡眠和情绪者。此方也适用于身体其他部位属于寒湿性质的疼痛。

三 颈椎药枕方

药枕疗法简便易行，适用范围广泛。药枕制作得当，药方配伍适宜，可以发挥药枕的物理牵引作用和药物透皮吸收的双重功效。下面给大家介绍"艾草颈椎枕"的制作和使用方法。

【组成】生艾叶、透骨草、炒酸枣仁、生薏苡仁各 100 克，红花、细辛、海风藤、白豆蔻各 50 克，制川乌、制草乌各 30 克。

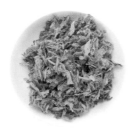 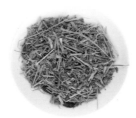 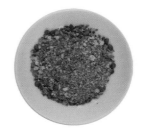

生艾叶　　　　　　透骨草　　　　　　炒酸枣仁

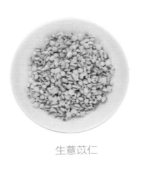

生薏苡仁

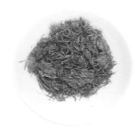

红花

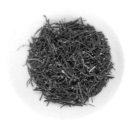

细辛

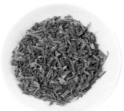

海风藤

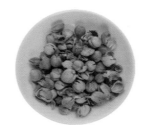

白豆蔻

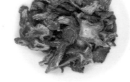

制川乌

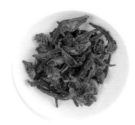

制草乌

【制法】将药材研磨成粗粉。选用透气性好的棉布，制成宽 15 厘米、长 50 厘米的布袋。把上述药粉纳入布袋中，再缝成药枕。

【用法】用双手揉擦颈部，微微发热后，将药枕垫于颈后部，仰卧于床上。枕头高度以头部微微上仰为宜。药枕药芯宜 30 天更换一次。

【功效】温经散寒，祛湿通络，解痉止痛。

【适用人群】慢性劳损、外伤及风寒湿侵袭所致的颈椎病。

第五节

手法正骨

一 什么是手法正骨？

手法正骨，是医者在诊治筋骨与关节损伤时，徒手操作的一类中医外治手法。

远古时期，人们处理由狩猎或者搏斗引起的损伤的简单操作，可以认为是手法正骨的萌芽。

至清代，《医宗金鉴》对正骨手法已有详细描述，并提出了正骨八法，即摸、接、端、提、推、拿、按、摩。至今已形成了多个具有特色的正骨流派，如佛家伤科、道家伤科和汇通伤科等。

二 手法正骨的原理

颈椎病，属于中医伤科"骨错缝，筋出槽"的范畴。

手法正骨，即是在"手摸心会"的基础上，凭借娴熟的徒手之力，因势利导，使"筋归槽，骨归位"，故能治疗颈椎病。

> **何为"骨错缝，筋出槽"？**
>
> 指筋或骨在静止或者运动中，脱离其固有解剖位置的状态。

三 常用的正骨手法

（一）朱氏旋提手法

患者取端坐位，颈部自然放松。医者选用按、揉、擦等手法，放松颈部肌肉 5 分钟。嘱患者水平旋转头部至极限位，并保持固定体位。医者以左肘部托住患者下颌，轻轻向上牵引 5 秒。嘱患者放松肌肉后，医者以肘部用短力快速向上提拉。操作成功可听到一声或多声弹响，再用手法放松颈肩部肌肉。

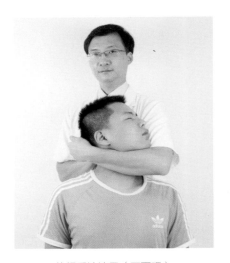 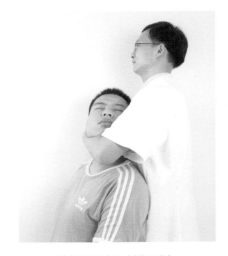

旋提手法演示（正面观）　　　　　　　　旋提手法演示（侧面观）

此法为中国中医科学院朱立国教授提出，经大量的临床研究和生物力学证实其疗效和安全性。

（二）洛阳平乐正骨

以拇指蘸"展筋丹"后，轻手法依次点按风池、风府、颈夹脊穴、肩井、天宗、手三里、百会、太阳和阿是穴等，以舒筋活血、活络止痛和解除痉挛。然后，使用颈项旋扳法。患者稍坐低位，术者站其背后，一手掌托住患者下颌，一手扶住患者后枕。嘱患者颈部放松，将患者头部向头顶方向牵引，而后向同侧旋转，在牵引旋转接近极限时，再以恰当的力量使其继续旋转5°～10°，可闻及轻微的关节弹响声。之后，再做另一侧的旋扳法。

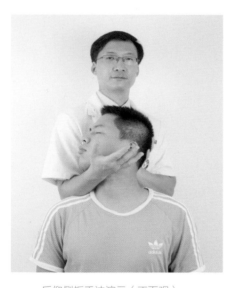

后仰侧扳手法演示（正面观）

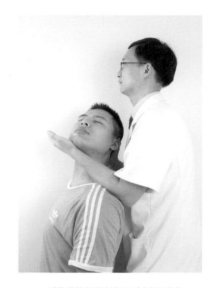

后仰侧扳手法演示（侧面观）

（三）岭南龙氏正骨

龙氏正骨在神经定位诊断、详细的触诊、体格检查和现代影像学检查的基础上，针对颈椎各节段的位置和颈椎各关节在不同方向上的错缝，总结出了十种类型的手法，分别有：仰头摇正法、低头摇正法、侧头摇正法、侧卧摇肩法、侧向搬按法、挎角搬按法、俯卧冲压法、侧卧推正法、反向运动法和牵引下正骨法。可以治疗多种类型的颈椎病及其相关的临床症状。

四 手法正骨的注意事项

大多数颈椎病通过手法正骨能取得良好疗效。

为保障患者安全，避免医源性损害，正骨人员必须经过专业训练。颈椎病患者应到正规医院接受专业的正骨手法治疗，以免造成不必要的损伤。

有下列情形者，慎用手法正骨。

· 诊断不明确者。

· 脊髓型颈椎病患者。

· 颈椎骨折、骨质疏松症、骨肿瘤患者。

· 妊娠期妇女。

· 严重心脑血管疾病患者。

· 精神障碍者。

第六节

拉伸疗法

俗话说"筋长一寸，寿长十年"。

拉伸，俗称"拉筋"，能令身轻体健，神清气爽。尽管民间的话有些绝对，但也充分说明"拉筋"对身体健康是有益的。

一 什么是拉伸疗法？

拉伸疗法，与古代的八段锦有异曲同工之妙。拉伸疗法，是指固定肢体或关节的一端后，拉伸另外一端，或应用对抗力量将关节或肢体拉伸，从而使关节伸展的康复锻炼方法。

拉伸疗法，分为以下三类。

• 静态拉伸

将肌肉舒张放松后，拉伸延长至其最大限度，静止不动，维持 30 秒。

• 动态拉伸

结合运动动作，有针对性地进行功能性拉伸。

• PNF 拉伸

本体感受神经肌肉促进法（Proprioceptive Neuromuscular Facilitation,

PNF），先让肌肉强力收缩，诱发反射性的自我抑制，等肌肉因反射作用松弛后，再利用伸展运动让肌肉放松。

二 拉伸疗法的原理

拉伸疗法，通过主动肌和拮抗肌的交替收缩，刺激本体感受器和痛觉感受器，增强神经肌肉接头的兴奋性，增强关节和韧带的顺应性。

中医认为，拉伸疗法可以舒筋活络，调和气血。通过拉伸，消除肌筋膜的激痛点，促进肌肉代谢产物的排出，能迅速消除疲劳，达到神清气爽的状态。

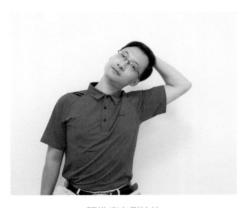

颈椎病右侧拉伸

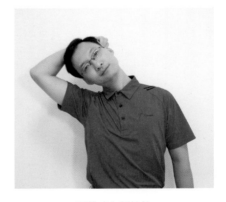

颈椎病左侧拉伸

三 颈椎病的拉伸方法

（一）侧向拉伸

颈椎侧向拉伸，适合颈项僵硬、高低肩、呼吸时耸肩等。

方法如下。

① 取坐位。

② 先拉伸左颈部，再拉伸右颈部。

③ 右手呈爪状，置于左侧头部耳上处；左上肢置于体侧，左手抓握椅子，保持颈部对抗。

④ 右手抓握左侧头部，向右侧持续用力牵拉。左侧颈部肌肉有牵拉感为度，保持该体位 30 秒。

⑤ 再做右侧拉伸，方法同上，方向相反。

（二）后仰拉伸

颈椎后仰拉伸，适宜"鹅颈"、颈椎曲度变直等。

方法如下。

① 取坐位。

② 头部中正，双手置于体侧，也可抓握椅子。

③ 头部缓慢向后仰，至颈前部肌肉有牵拉感为度，在该体位保持 30 秒。

④ 放松。头部缓慢回到中立位。

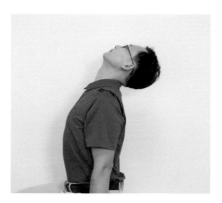

颈椎病后仰拉伸

四 后伸肌群增强训练

由于生活和工作的需要，我们的颈椎长时间处于前倾状态。为了维持颈椎的稳定，后伸肌群长期处于离心收缩状态。然而，肌肉离心收缩时，更加容易劳损。

因此，在对颈椎前方和侧方肌群拉伸后，更有必要加强颈椎后伸肌群训练。

（一）徒手练习法

① 取俯卧位。

② 上肢置于体侧，头悬空于治疗床外。

③ 吸气时，抬头后伸至最大角度，保持 15 ～ 30 秒；呼气时，颈椎回到水平位。

④ 重复上述动作，以能耐受为度。

（二）等长抗阻练习法

① 取站立位。

② 头处于中立位，上肢自然下垂，置于体侧。

③ 将中等强度的弹力带系圈。一端固定于与眼睛同高处，另一端固定于头颅后侧。

④ 保持头颅与躯干位置固定。身体向后移动，带动头颅使弹力带拉长至一定长度，保持 30 秒。身体带动头颅，缓慢使弹力带回缩，至原长度。

⑤ 重复上述动作，以能耐受为度。

五 拉伸疗法的注意事项

· 接受专科医生的建议。

· 拉伸前，要充分放松。拉伸发力，要由小到大，逐渐增加。

· 根据病情，选择适宜的角度和方向。

· 坚持不懈，方见成效。

第七章
颈椎病的防护之道

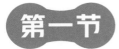

第一节
日常保护之道

微信扫码立领
·颈椎养生小课堂
·了解更多健康妙招

　　颈椎病的发生发展是日积月累中形成的。因此，日常生活中的防护尤为重要。

一 避风寒

　　中医讲"风为百病之长""避风如避箭"。夏天在有冷气的办公室、商场或地铁里，要避免直接对着冷风吹。如果实在不能避免，可以带上帽子、围巾和披肩等。在出汗后，更要避免直接吹风。

　　风邪常夹杂寒邪、湿邪和热邪，共同伤害人体。《黄帝内经·素问·痹症》篇说："风寒湿三气，杂至合而为痹也。其风气胜者为行痹，寒气胜者为痛痹，湿气胜者为着痹也。"颈项部受到风、寒、湿的侵袭，则表现为肌肉拘紧、项背部不舒、疼痛和沉重感。

二 少低头

　　随着生活方式和工作方式的变迁，人们需要频繁使用电脑和手机。久坐和长时间低头，会造成颈椎周围软组织持续受到牵拉，导致肌肉的静力性损伤。

在线办公、网上购物和网上娱乐，催生了"低头族"和"手机党"，大有"一机在手，天地都有"之势。在公交车或地铁上，放眼望去，"低头族"俨然成为一道风景。然而，由于行走、骑行、驾驶时玩手机，引起的伤亡事故不胜枚举。

三 坐如松

俗话讲，"坐有坐相，站有站相"。一个良好的姿势习惯，除了给人以"精神""庄重"的感觉外，还对身心健康有益。就拿太师椅与现代的沙发来说，坐在木椅上可以保持头正身直，而坐在沙发上就容易低头弯腰。

"办公族"在坐姿上应尽可能保持自然端坐。头部略微前倾，保持头、颈、胸的正常生理曲线，调整好桌面和椅子的高度，避免头颈部过度后仰或过度前屈。

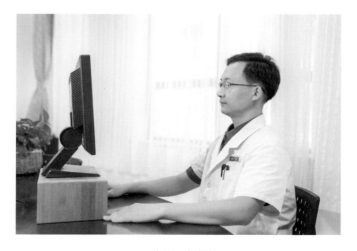

正确的日常坐姿

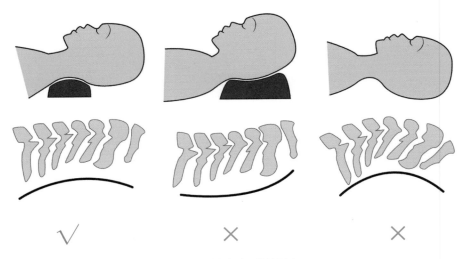

不同高低枕头对颈椎的影响

四 挑枕头

　　枕头是保障舒适睡眠的填充物。为了保护颈部的正常生理弯曲，睡眠时应采用高低适宜的枕头。如图所示，枕头过高或过低，对颈椎都是不利的。

　　睡眠时，口鼻排出的污浊气体会渗入枕芯，头皮分泌的油污也会污染枕芯。如果所选用的枕芯不好，容易滋生细菌，诱发呼吸道疾病和皮肤病。

　　枕芯的材质，有天然枕芯和人造枕芯两大类，以选择质地柔软、有弹性、透气、吸湿的枕芯为宜。

（一）天然枕芯

　● 荞麦皮

荞麦皮是最常见的枕头填充物。软硬适中，塑型和吸水性都不错，也比较轻。缺点是弹性较差，头颈部活动时，枕头会有响声。

• 羽绒

羽绒有很好的回弹性，且能调温调湿，为头部提供干爽舒适的小环境。但由于羽绒枕不能水洗。过敏体质的人，最好避免使用羽绒枕头。

（二）人造枕芯

质量上乘的人造填充物，在保暖、吸湿、弹性等方面不亚于天然填充物。

• 中空纤维

中空纤维是一种复合材料，是在透气性差的普通人造纤维中，贯穿一条至数条孔道，使每根纤维都能够储存更多的空气。用这种填充物制作的枕头，在回弹性、保暖性、蓬松度及使用寿命等方面均有大幅提高。

• 天然乳胶

乳胶是采用天然橡胶经发泡工艺，一次成型而制成的填充材料。由于它来源于纯天然材料，无毒无味，适合过敏体质者。乳胶枕头透气性好，不易变形也易于塑型，能为颈椎提供较合适的支撑。

第二节

运动防护之道

颈椎损伤在各种运动中非常常见。轻者没有明显症状，重者肢体疼痛麻木，甚至导致瘫痪。在运动时采取必要的防护，能够有效减少对颈椎的伤害。

一 量力而为

业余运动者及不经常参加运动的人，应避免过于剧烈或过于危险的运动。

如赛车、跳伞、滑雪、滑板、武术、体操、橄榄球、足球，这些运动速度快、冲击大、对抗性强，容易造成扭伤、脱位、骨折，甚至截瘫。对于经验不足的人群，应量力而为，或者避免参与此类运动。

二 颈部保暖

无论是专业运动员，还是业余参与者，都应注意颈肩部的保暖。

在寒冷潮湿的环境中，肌筋膜软组织会紧张收缩，甚至会出现肌肉痉挛，导致肌肉的慢性劳损。

在天气寒冷的季节，户外运动时应戴围脖或帽子以保暖。在天气炎热的夏季，室内运动时应避免冷风直吹颈肩部。

三 充分热身

在运动之前必须充分热身。如果没有经过热身，直接参加各种锻炼，很容易出现肌肉拉伤、关节错位等情况。尤其当锻炼环境寒冷时，充分热身以激活全身肌肉韧带等软组织，能大幅度减少颈部的损伤。

颈椎的热身锻炼，参照"第八章"八步颈椎操，每个动作做三遍即可。

四 肌肉拉伸

在运动前后，进行肌肉的拉伸是非常必要的。

运动前拉伸，增加关节活动范围，从而增强运动功能，拉伸还可以增强肌肉、肌腱的柔韧性，避免运动中的损伤。运动后拉伸，可以放松僵硬的肌群，促进血液循环，改善肌肉营养状态，防止出现慢性损伤。

具体拉伸方法见第六章第六节"拉伸疗法"。

五 功能锻炼

多数人偏重胸、腹、腰、腿大肌群的锻炼，再加上健身器械缺乏针对颈部肌群的训练，从而导致对颈椎的训练严重不足。

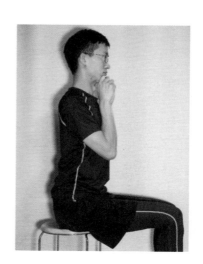

颈前肌肉锻炼

（一）颈前肌肉锻炼

双手拇指顶住下巴，然后做点头

动作，同时拇指向上发力，与下巴对抗发力 5 秒，然后放松 3 秒，反复练习 10 次。需要注意的是，对抗发力时，下巴与拇指的位置始终不变，不应出现仰头或低头动作。

此动作可以锻炼颈椎前侧肌肉，提高颈椎稳定性。

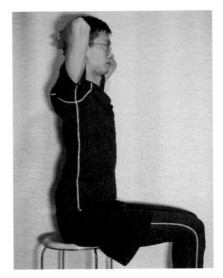

颈后肌肉锻炼

（二）颈后肌肉锻炼

双手十指交叉，置于头部后方，头向后发力，手向前发力，形成对抗，颈部后侧肌肉感觉发酸即可，保持对抗 5 秒，然后放松 3 秒，反复练习 10 次。需要注意的是，头部与手的位置始终不变，不应出现低头或仰头动作。

此动作可以锻炼颈椎后侧肌肉，改善颈椎功能。

（三）颈侧肌肉锻炼

以锻炼右侧为例，用右手顶住头侧耳朵上方，头向右侧发力，手向左侧发力，形成对抗，颈部右侧肌肉感觉发酸即可，保持对抗 5 秒，然后放松 3 秒，反复练习 10 次。完成右侧锻炼后，锻炼左侧。需要注意的是，对抗发力时，颈椎始终在正中，不应向

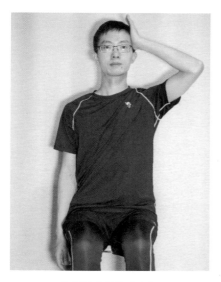
颈侧肌肉锻炼（左）

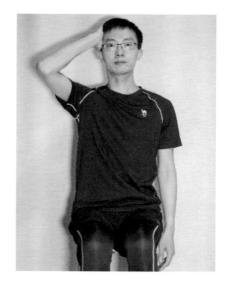
颈侧肌肉锻炼（右）

左或向右偏歪。

此动作主要锻炼颈椎两侧肌肉。

六 佩戴护具

参加冲击力较大的运动时，可能出现颈椎的严重损伤，应佩戴适宜的防护器具，以对颈椎采取充分的防护。

在参加山地自行车运动时，如果车手从车把前方摔落，可能造成颈椎过屈损伤，类似于车祸中的挥鞭伤。提前佩戴护颈，可以增加颈椎的稳定性，从而保护颈椎。

在驾驶时，容易因追尾导致颈椎挥鞭伤。如果使用颈椎防护装置，则可以在发生意外时，起到有效的防护作用，减少损伤的发生。

第三节

饮食保护之道

一 饮食原则

（一）饮食有节

颈椎病患者的饮食要有节制，不可暴饮暴食。贪食生冷寒凉，损伤脾胃阳气，导致寒湿内生，将进一步加重疼痛麻木症状。

（二）营养均衡

主副食合理搭配，不可单一偏食，以保持营养均衡，方能促进患者康复。同时，要少吃油炸、辛辣、肥腻、生冷，尽量避免烟酒刺激。

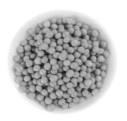

黄豆

（三）对症进食

蛋白质和钙是形成肌肉和骨骼不可缺少的营养素，B 族维生和维生素 E 可缓解疼痛，解除疲劳。颈椎病患者可

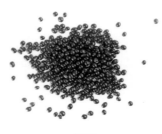

黑豆

以适当多吃富含蛋白质和维生素的食物。黄豆、黑豆、牛奶、鱼、动物骨骼含有丰富的钙质。

（四）辨证进食

湿热阻滞经络者，适当多吃葛根、苦瓜、丝瓜，以清热解肌通络，能改善关节灼热疼痛。

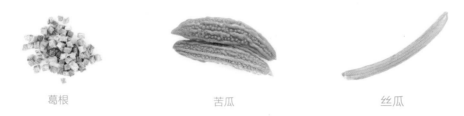

葛根　　　　　　　　　　苦瓜　　　　　　　　　　丝瓜

寒湿阻滞经络者，适当多吃花椒、八角、肉桂、牛羊肉，以温经散寒通络，能改善关节冷痛。

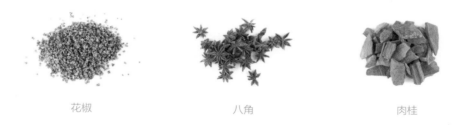

花椒　　　　　　　　　　八角　　　　　　　　　　肉桂

气血两虚、经络失养者，适当多吃黄豆、山药、大枣、龙眼肉、母鸡、牛羊肉，以补益气血，改善乏力气短、劳累加重的症状。

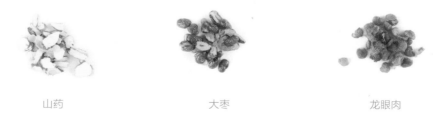

山药　　　　　　　　　　大枣　　　　　　　　　　龙眼肉

二 饮食处方

（一）天麻炖猪脑

【组成】天麻 10 克，猪脑 1 个，盐适量。

【制法】上料洗净，天麻切碎。两者放入炖盅，加水适量，隔水文火炖猪脑至熟，盐调味即可。

【用法】每日 1 剂，连服 7 剂。

【功效】益虚养脑，平肝止眩。

【主治】交感型颈椎病，症见头痛眩晕、天旋地转或肢体麻木不仁者。

【提示】① 天麻，味辛，性平，有息风、祛痰、止痉的作用，适用于风痰上扰而致的眩晕、四肢麻木等症。② 猪脑，能益虚劳，补髓健脑。猪脑中含大量的胆固醇，因此高胆固醇血症以及冠心病患者慎服。

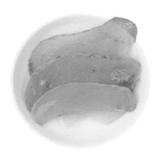

天麻

（二）鹌鹑枸杞子汤

【组成】鹌鹑 2 只，枸杞子 50 克，调料适量。

【制法】鹌鹑常规处置，切块，入锅，加水适量，与葱、姜、料酒与枸杞子同煮至肉熟烂。盐调味。

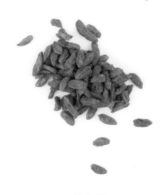

枸杞子

【用法】佐餐，每剂分 2 次服。每周 2 ~ 3 剂，连服 2 周。

【功效】理气养血，补精益脏。

【主治】椎动脉型颈椎病，症见头晕、恶心呕吐者。

【提示】① 《本草纲目》载鹌鹑"肉能补五脏，益中续气，实筋骨，消结热"，有消肿利水，补中益气之功。② 枸杞子有滋补肝肾、益精明目之功效。

（三）薏仁赤小豆汤

【组成】薏苡仁 50 克，赤小豆 50 克，山药 15 克，冰糖适量。

【制法】将上药洗净，共入砂锅中，加水适量，武火煮沸后，改文火煎汤，冰糖调味。

【用法】空腹服，每日 1 剂，连服 1 个月。

【功效】健脾固肾，化痰除湿。

【主治】痰湿阻络型颈椎病，症见颈肩麻木疼痛，伴胸闷气短、胃胀纳差、大便稀溏等。

（四）木瓜陈皮粥

【组成】木瓜、陈皮、丝瓜络、川贝母各 10 克，粳米 50 克。

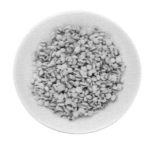

薏苡仁

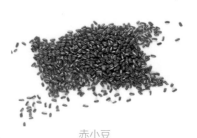

赤小豆

山药

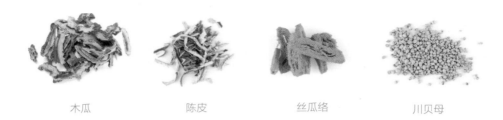

木瓜 　　　　　陈皮 　　　　　丝瓜络 　　　　　川贝母

【制法】将上述原料洗净，木瓜、陈皮、丝瓜络先煎，去渣取汁适量。加入粳米和川贝母（切碎）熬粥，待粥成，加冰糖适量即成。

【用法】空腹服，每日 1 剂，连服 1 个月。

【功效】化痰，除湿，通络。

【主治】痰湿阻络型颈椎病，症见颈肩麻木疼痛，伴胸闷气短、胃胀纳差、大便稀溏等。

第八章
学做颈椎操

本书给大家介绍的八步颈椎操，是以颈椎的生理特点为基础，综合各版颈椎操的优点，精心优化编排而成。颈椎操被录制成示范视频后，在互联网上广泛传播，帮助了大量颈椎病患者缓解颈肩疼痛。

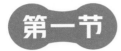

八步颈椎操

微信扫码立领
· 颈椎操演示视频
· 电子版颈椎操挂图

颈椎操包含八步内容，分别是双掌擦颈、左顾右盼、前后点头、青龙摆尾、旋肩舒颈、头手相抗、颈项争力、仰头望掌。做完这套颈椎操只需 5 分钟，非常适合大家在办公的闲暇时间练习。如果您对某几个动作锻炼后特别受益，当然也可以适当增加锻炼的频次和锻炼的时间。

下面大家可以一边阅读文字，一边参照视频进行锻炼。

第一步　双掌擦颈

双掌擦颈，是颈椎操的准备步骤，可以放松颈后部的肌肉。

方法 先用左手捏按颈后部。以掌根吸定颈后部，食指、中指、无名指捏住颈部皮肤，柔缓用力地做对掌捏按动作。

捏按顺序为：颈上部→颈中部→颈下部。

每个部位，连续捏按三下。先用左手捏按右侧颈部，再用右手捏按左侧颈部。

要领 动作要轻柔和缓，力度要渗透持续。每捏按一下，至少持续 1 秒钟。在捏按过程中，细心体会手指下的触感，是否有硬结、条索和疙瘩。硬结和条索源于筋膜肌肉的损伤，它们提示相应颈椎节段存在损伤。因此，可以增加在此部位的捏按频次，促使硬结和条索变软，直至它们完全消失。

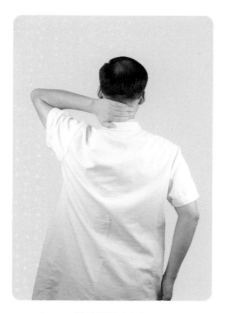
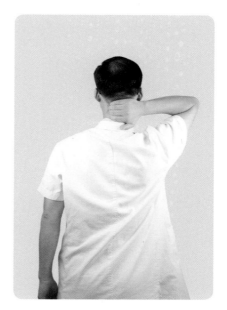

双掌擦颈（左）　　　　　　　　　双掌擦颈（右）

第二步　左顾右盼

左顾右盼，是锻炼颈椎的旋转功能。

见此图标
微信扫码
跟着视频学做操
颈椎健康零酸痛

方法 从面部朝前的中立位开始，先将头向左旋转至极限位，停留 3 秒钟；再向右旋转至极限位，停留 3 秒钟，最后回到中立位。连续做三遍。

要领 左顾右盼旋转颈椎时，速度要轻柔和缓，切记猛烈甩头，以免出现新的损伤。

注意事项 椎动脉型颈椎病患者有较为严重的眩晕和耳鸣，转头至某个角度时，会往往加重症状。因此，在头晕耳鸣症状缓解前，可暂时不做左顾右盼的锻炼。记住转头头晕的角度，并告诉您的主治医生，将有助于更精准地治疗颈椎的责任病变区域。

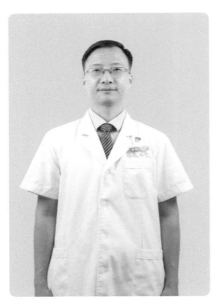

左顾右盼（起势）

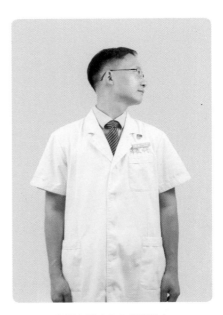

左顾右盼（向左极限位）

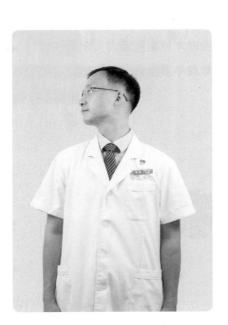

左顾右盼（向右极限位）

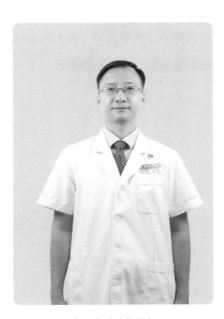

左顾右盼（收势）

第三步 *前后点头*

前后点头，是锻炼颈椎的屈伸功能。

见此图标
微信扫码
跟着视频学做操
颈椎健康零酸痛

方法 从面部朝前的中立位开始，先把头尽量向前低至极限位，持续3秒；再向后仰至极限位，持续3秒。连续做三遍。

要领 后仰至极限位时，做仰望星空状，可以感受到后背部肌肉被牵拉放松。长期低头伏案工作的人群，应加强做仰望星空的训练，或坚持放风筝锻炼，都将有助于恢复颈椎的生理曲度，从而延缓颈椎病的发展。

注意事项 我们在做前后点头锻炼时，动作要和缓轻柔，切忌像小鸡啄食样，前后甩头，以免加重颈椎的损伤，诱发头晕和恶心等症状。

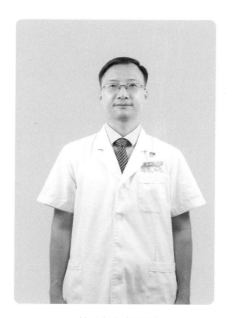

前后点头（起势）

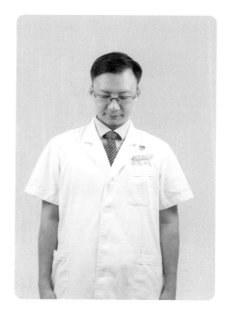

前后点头（低头极限位）

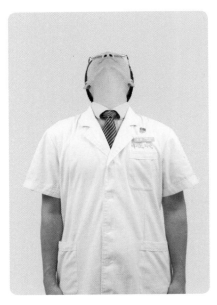
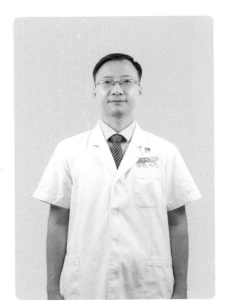

前后点头（仰头极限位）　　　　　　　　前后点头（收势）

 青龙摆尾

青龙摆尾，是锻炼颈椎的侧屈功能。

见此图标
微信扫码
跟着视频学做操
颈椎健康零酸痛

方法 先将头向左侧屈，至极限位，尽量将左耳贴向左肩，持续 3 秒钟；然后，头向右侧屈，至极限位，尽量将右耳贴向右肩，持续 3 秒钟。连续做三遍。

要领 在青龙摆尾的过程中，使一侧的耳朵尽量贴向肩部，可以起到拉伸颈肩侧方肌肉的作用。

注意事项 在锻炼过程中，可能听见颈椎发出"咔嚓"的响声，这是由于拉伸纠正了错位的颈椎小关节所发出的。大家不要担心，坚持锻炼即可。

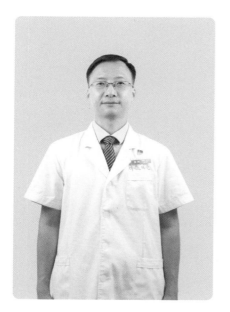

青龙摆尾（起势）

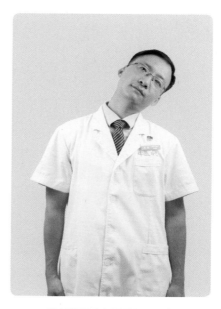

青龙摆尾（左侧屈极限位）

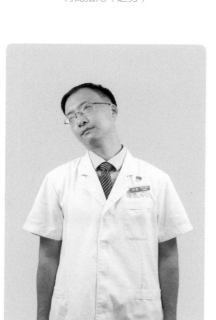

青龙摆尾（右侧屈极限位）

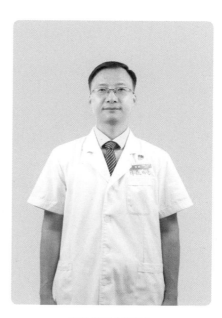

青龙摆尾（起势）

第五步 旋肩舒颈

旋肩舒颈，是通过旋转活动肩关节，放松附着在颈肩之间的肌肉。

见此图标
微信扫码
跟着视频学做操
颈椎健康零酸痛

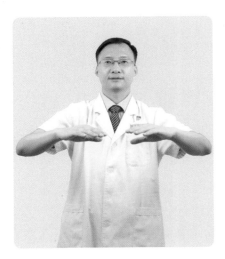

旋肩舒颈（起势）

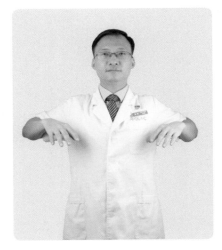

旋肩舒颈（两臂向后旋转）

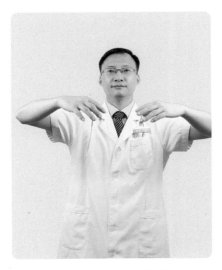

旋肩舒颈（两臂向前旋转）

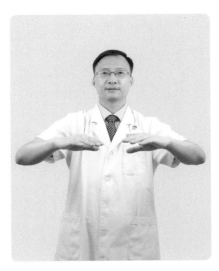

旋肩舒颈（收势）

方法 双手置于肩前，掌心向下。两臂由后向前旋转肩关节 360°，再由前向后旋转肩关节 360°，为一遍。连续做三遍。

要领 保持脊柱的挺拔，以放松颈肩肌肉，以肘关节带动肩关节做旋转画圆运动。动作要轻柔和缓。

 头手相抗

头手相抗，有助于增强颈后部肌肉的力量，帮助恢复颈椎的生理曲度。

见此图标
微信扫码
跟着视频学做操
颈椎健康零酸痛

方法 双手交叉，置于颈后。双手向前用力，头向后用力，互相抵抗，持续 30 秒。

要领 将双手置颈肩部，而不是颈枕部，做头颈相抗会更舒适和有效。

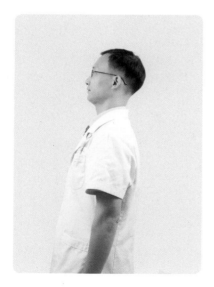

头手相抗（起势）

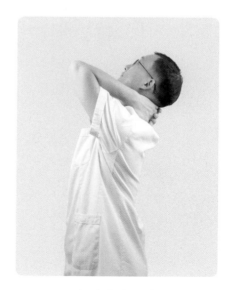

头手相抗（对抗）

第七步 **颈项争力**

颈项争力，是颈椎和肩关节的复合锻炼模式，可以有效增强双侧颈肩肌肉的协调性。

见此图标
微信扫码
跟着视频学做操
颈椎健康零酸痛

方法 先将左手置于背后，右手置于胸前，立掌；右手掌向左推出至极限位，头部向右旋转至极限位，持续 3 秒钟。再换右手置于背后，左手置于胸前，立掌；左手掌向右推出至极限位，头部向左旋转至极限位，持续 3 秒钟，为一遍。连续做三遍。

要领 一手置于胸前时，另一手则置于背后。手掌向一侧推出时，头部向相反的一侧旋转，均到达极限位，方能有效拉伸放松颈肩部相关的肌肉，改善颈肩酸痛症状。

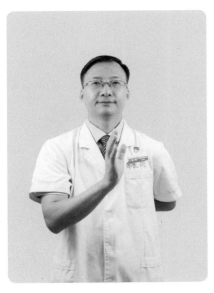

颈项争力（右手起势）

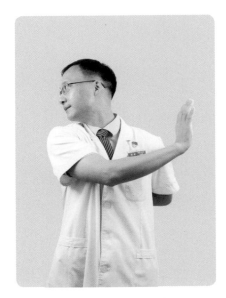

颈项争力（右手极限位）

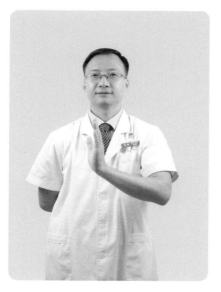 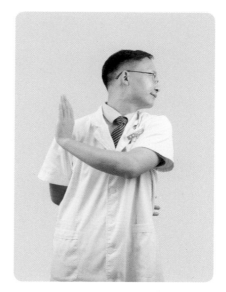

颈项争力（左手起势）　　　　　　　　颈项争力（左手极限位）

见此图标
微信扫码
跟着视频学做操
颈椎健康零酸痛

第八步　仰头望掌

方法▶ 双手十指交叉，置于小腹前。缓慢上举过头，掌心逐渐翻转向上。至头顶时，将头仰起，看向手背，至极限位，持续3秒钟。保持双手十指交叉，缓慢下降，置于小腹前。连续做三遍。

要领▶ 仰头望掌有扩胸和拉伸整个脊柱的作用。锻炼时，配合腹式呼吸，调整姿势，效果更佳。

注意事项▶ 长期伏案工作的人群，也可保持仰头望掌姿态，维持30秒，持续拉伸脊柱后背的肌肉，将有助于保持脊柱的挺拔，从而预防颈胸腰的慢性劳损。

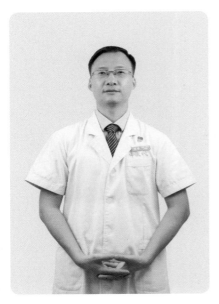

仰头望掌（起势）

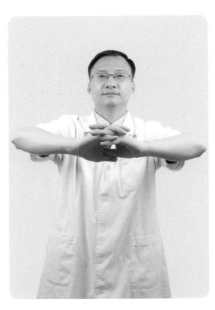

仰头望掌（上举手掌）

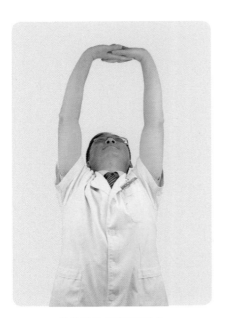

仰头望掌（手极限位）

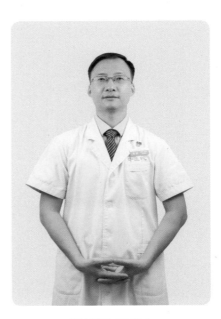

仰头望掌（收势）

第二节
做好颈椎操的窍门

一 不拘时间

在当今社会，我们长期处于身体前倾的状态。如长期驾驶、坐位办公、低头阅读等，使脊柱长时间处于过度前倾的状态。

在繁忙的工作期间，要想固定一个时间进行颈椎操锻炼，是有很大难度的。但是为了颈椎的健康着想，每工作 1 小时左右，我们就要想办法暂停几分钟，停下来做做颈椎操，活动活动关节。

只有不拘时间锻炼颈椎，才能及时有效地缓解颈肩疲劳。如早上起床时，一旦感觉颈肩僵硬，好像是落枕了，要及时做颈椎操。如工作了一整天，颈肩疲惫、酸痛不适，在下班时，和晚上睡觉前，都应该至少各做一遍颈椎操。

总之，我们要把握工作生活中的每一个空隙，抽出几分钟做一遍颈椎操，对放松颈肩肌肉是非常有益的。

二 不拘地点

有些人只想回家之后做颈椎操，他们不愿意在同事面前做颈椎操，担心自己的颈肩问题被身边的同事知道。可是，回家后会容易因为各种事情，导致做颈椎操的时间被耽误掉。

其实，在办公室发动身边的同事一起活动活动筋骨，这样的锻炼氛围会更好。谁不会喜欢积极向上，又爱分享的朋友呢？做颈椎操，给大家分享颈椎的保护之道，朋友或同事会因我们的分享而受益。这何尝又不是一件助人为乐的事情呢？

此外，我们在乘坐公共交通时，闲来无事时，要少低头玩手机，借助这个难得的机会，也可以因地制宜地做部分颈椎操。比如，在地铁里面，我们就可以做双掌擦颈、左顾右盼、头手相抗！回家的路上，就相当于给颈椎做了放松活动。

三 重点锻炼

颈椎操总共有八步。每个步骤锻炼的肌肉是有所不同的，能改善不同的颈肩问题。一般人群，按照这八个步骤进行锻炼即可。

如果已经出现颈肩问题，比如颈椎僵硬、转头受限、颈肩疼痛、上肢麻木，甚至头晕头痛、耳鸣耳聋等。在专科医生的帮助下，能找到颈椎的病变位置，做些针对性的锻炼动作。结合医生的建议，可以针对颈椎病变区域，每天不限次数进行锻炼，直至症状缓解。如颈椎曲度反弓的人，就可以多做"头手相抗"和"仰头望掌"，直至恢复颈椎的生理曲度。

相信绝大多数人通过实践本书所介绍的颈椎操，最终能使我们的颈椎受益，从而远离颈椎病。

附录
颈椎病自测表

该颈椎病自测表是翻译自颈椎功能障碍指数（The Neck Disability Index）调查问卷。该问卷将了解颈痛对您日常生活的影响。请根据最近 1 周的情况，在最符合现在情况的选项上打钩。

共 10 个问题。每项分值从 0 分到 5 分，总分从 0 分（无残疾）到 50 分（完全残疾）。得分越高，提示颈椎病症状越重。

问题一　疼痛强度

【0】此刻没有疼痛

【1】此刻疼痛非常轻微

【2】此刻有中等程度的疼痛

【3】此刻疼痛相当严重

【4】此刻疼痛非常严重

【5】此刻疼痛难以想象

问题二　个人护理（洗漱、穿衣等）

【0】我能正常照顾自己，不会引起额外的疼痛

【1】我能正常照顾自己，但会引起额外的疼痛

【2】在照顾自己的时候，会出现疼痛。我得慢慢地、小心地进行

【3】我的日常生活需要一些帮助

【4】我的大多数日常生活活动每天都需要照顾

【5】我不能穿衣，洗漱也很困难，不得不卧床

问题三 提起重物

【0】 我能提起重物，且不引起额外的疼痛

【1】我能提起重物，但会引起额外的疼痛

【2】疼痛会妨碍我从地板上提起重物。但如果重物放在桌子上
　　　合适的位置，我可以设法提起它

【3】 疼痛会妨碍我提起重物，但我可以提起中等重量的物体

【4】我可以提起轻的物体

【5】 我不能提起或搬动任何物体

问题四 阅读

【0】 我可以随意阅读，且不会引起颈痛

【1】我可以随意阅读，但会引起轻度颈痛

【2】我可以随意阅读，但会引起中度颈痛

【3】 因中度的颈痛，使得我不能随意阅读

【4】因严重的颈痛，使我阅读困难

【5】 我完全不能阅读

问 题 五 头痛

【0】我完全没有头痛

【1】我有轻微的头痛，但不经常发生

【2】我有中度头痛，但不经常发生

【3】我有中度头痛，且经常发生

【4】我有严重的头痛，且经常发生

【5】我几乎一直都有头痛

问 题 六 集中注意力

【0】我可以完全集中注意力，且没有任何困难

【1】我可以完全集中注意力，但有轻微的困难

【2】当我想完全集中注意力时，有一定程度的困难

【3】当我想完全集中注意力时，有较多的困难

【4】当我想完全集中注意力时，有很大的困难

【5】我完全不能集中注意力

问题七 工作

【0】我可以做很多我想做的工作

【1】我可以做多数日常的工作，但不能太多

【2】我只能做一部分日常的工作

【3】我不能做我的日常工作

【4】我几乎不能工作

【5】我任何工作都无法做

问题八 睡觉

【0】我睡眠没有问题

【1】我的睡眠稍受影响（失眠少于1小时）

【2】我的睡眠轻度受影响（失眠1～2个小时）

【3】我的睡眠中度受影响（失眠2～3个小时）

【4】我的睡眠重度受影响（失眠3～5个小时）

【5】我的睡眠完全受影响（失眠5～7个小时）

问题九 驾驶

【0】我能驾驶，且没有任何颈痛

【1】我想驾驶就可以驾驶，但仅有轻微颈痛

【2】我想驾驶就可以驾驶，但有中度颈痛

【3】我想驾驶，但因有中度颈痛不能驾驶

【4】因严重的颈痛，我几乎不能驾驶

【5】因严重的颈痛，我一点都不能驾驶

问题十 娱乐

【0】我能从事我所有的娱乐活动，且没有颈痛

【1】我能从事我所有的娱乐活动，有一些颈痛

【2】因颈痛，我只能从事大部分的娱乐活动

【3】因颈痛，我只能从事少量的娱乐活动

【4】因颈痛，我几乎不能从事任何娱乐活动

【5】我不能从事任何娱乐活动

结果计算方式：

（问卷得分 / 完成的项目数 ×5）×100%

您的得分：＿＿＿

结果判断：

0 ～ 20%：轻度功能障碍。

20% ～ 40%：中度功能障碍。

40% ～ 60%：重度功能障碍。

60% ～ 80%：极重度功能障碍。

80% ～ 100%：完全功能障碍。